シリーズ〖看護の知〗

「わざ」を伝える

川名るり

日 本 看 護 協 会 出 版 会

はじめに

◎「わざ」の伝達の探求

　小児病棟で研修中の出来事だった。その日、私は双子の乳児を受け持つ
ことになった。その双児は同じ疾患、同じ状況で入院しており、私はその2人
に同じ看護技術を用いてケアをした。それは私がそのときに思いついたやり
方だったが、自分なりに良い方法だと思ったので、その日の担当看護師の了
解を得て行ったのだった。その後、双児の一方にはその方法が継続して用い
られるようになったのだが、もう一方にはすぐに用いられなくなってしまったの
である。

　私は、その方法が一方で途絶してしまったわけを、「こっちの子には合わ
なかったのかな？」と考えた。しかし、どうもそうではないようだった。「やりに
くかったかな？」と、今度はやり方に理由があったのかもと考えた。なぜなら、
その方法は自身の身体感覚やちょっとしたコツが必要だったので、見ただけ
ではやりにくいのかもしれないと思ったのである。いや、それも違うようだ。よ
くわからなかった。その方法はなぜ一方では継続され、もう一方では継続さ
れなかったのだろうか。

　数日後、途絶えたほうの乳児は、私が了解を得た看護師とは別の看護師
が担当していたことを知った。双児はガラスの壁で隔てられた別の病室にい
たために、担当が違ったのだ。改めて、「病室が違ったから？」「担当が違っ
たから？」と考えたが、「余計なことだと思われてしまったかも」という気持ちも
わいてきた。

　さらに1週間ほど経つと、継続されていたほうの乳児には、少しやり方が
変化しながらその方法が引き継がれていることがわかった。しかも、別の看
護師がその方法について、「いつから誰が始めたのかは知らないが、このや
り方はとても良い」と申し送っていた。

　このとき私の中に、看護という協働実践の場において看護技術が伝わる、
あるいは伝わらないということには、どのような要因が関係するのだろうか、
という新たな関心が芽生えたのである。

本書の目指すもの

本書は、小児病棟における日常的な看護実践のエスノグラフィーである。

私は小児病棟でフィールドワークを行い、看護師たちが身体も小さく虚弱で、言葉によるコミュニケーションも難しい子ども相手に、なんとか苦痛を与えることなくケアをしようと工夫を凝らしている様子をつぶさに観察していった。そこで生み出された巧みな技術は「わざ」と呼ばれていたが、それがどのようにして伝達されていくのかが私の関心事であった。やがて、そこには小児病棟ならではの独特の伝達様式があり、組織文化がからんでいることが見えてきたのである。

ここで「わざ」とカッコつきで表現したのには理由がある。それは、あくまでも看護師が実践の場で「わざ」と呼んでいたからであり、大学や専門学校で教えられる「看護技術」とは異なる性質のものであった。「わざ」の中には、細かな動作や身体の使い方のほかに、情報としての身体感覚や音声表現、時には看護師の情緒や構え、人間関係といったものまでが含まれている。それは、臨床現場で働く看護師にとってはあまりに日常的で、当たり前の出来事のようにみえるかもしれない。しかし、当たり前であればあるほど、日常の中では見過ごされてしまうものである。

本書は、看護師たちが日々何気なく行っていることを、研究者の目で見て、その意味について考えた成果をまとめたものである。日常的な出来事の意味や価値に気づくことは、個々の看護師のみならず、組織全体の発展にとっても重要な意味があるだろう。

そこで、小児看護に従事する方々だけでなく、他の領域の看護や技術教育などに関心のある多くの方々へ、この知見をぜひ伝えたいという思いから、この研究成果を本にして世に問うことにした。より良い看護の日々の積み重ねが、看護の質向上につながり、ケアを必要とする人々のwell-beingに少しでも寄与することができれば幸いである。

● 本書の構成

第Ⅰ章では、本書で注目する小児病棟における「わざ」について確認し、研究の問いを定める。

第Ⅱ章では、フィールドとなった小児病棟の概要を紹介する。ここでは小児病棟の勤務体制、構造上の特徴や道具の使用についても簡単に説明する。小児病棟での看護実践を理解するうえで、病棟環境は重要だと考えるからである。

第Ⅲ章では、小児病棟の看護師が日常的実践の中で「わざ」とみなしているものは何かについて、彼女／彼らの語りと観察を通して検討する。「どのように伝達できるのか」という問いは、何を伝達するのかという議論のうえではじめて成り立つからである。

第Ⅳ章では、小児病棟の看護師文化について論じていく。それぞれの病棟には独自の看護師文化というべきものがある。その中には、例えば先輩−後輩の関係性といったものや、一人前の看護師として成長する過程でみられる行動パターンや考え方などについての様々な暗黙のルールなどがある。小児病棟では、看護の対象が子どもであることによる看護実践の特徴や、病棟内の社会関係の特徴があるので、それらを踏まえて記述していく。通常、看護技術について議論する場合は、病棟内の社会関係とは切り離して考えられがちであるが、次の第Ⅴ章で論じる「わざ」の伝達という看護師間の相互行為を理解するうえでは、重要な前提となるものである。

第Ⅴ章では、病棟で「わざ」がいかにして伝達されているか、そのユニークな様相が描かれる。

第Ⅵ章では、小児病棟における「わざ」の伝達と社会的相互行為について考察する。

そして、終章の第Ⅶ章では、それまでの議論を総括し、「わざ」とは何かと「わざ」の伝達過程についての総論を提示する。

2020年6月　川名るり

I

プロローグ
——「わざ」の伝達プロセスを追う

1 看護の卓越した技術の伝達を問う

■■■■ 1 小児看護における技術の特徴

　看護学生の頃、小児看護の技術を学ぶ演習では、モデル人形や学生同士でのロールプレイなどがよく用いられた。しかし、動かないモデル人形や大人では幼い子どもの動きや反応をイメージすることは難しく、実際に現場でやってみなければなかなかうまくできるようにはならなかった。看護師になってからも、とりわけ乳幼児を対象にする場面では、子どもの予測不可能な動きや反応に応じて、そのつど工夫していく必要があり、教えられた通りにはいかないことが多かった。さらに、子どもの体格や成長発達に合った用具を使用し、恐怖心を抱かせず、泣かせないようにする工夫も必要であった。そんなとき、先輩が何気なく行っている巧みな技術を目の当たりにして感動したり、その技術を自分も身につけたいと必死に努力したりしたものであったことを思い出す。

　また、年少児ほど自分自身に起きていることを認知し、言葉で的確に訴えることができないために、看護師は子どもの顔をしかめる表情や身体を反るなどの動作、微妙な泣き方の違いからニーズを読み取り、実際に子どもの身体に触れたときのわずかな反応や感触を手がかりにして技術を展開していく。これらは常に変化しうる不確かな手がかりであり、モニターの値や検査値のような明確な数値で示されるものではない。子どもとの直接的なかかわりの中で看護師自身がモニターとなって読み取り、また、感じ取るしかないのである。同時にそれは、自分の行為を評価する指標にもなっていく。

■■■■ 2 小児看護における卓越した技術

　こうした絶えず変化する子どもの動きや状況を察知する微妙な感覚と速やかな判断、さらにはそれに応じた精緻な指先や身体の動きが小児看護には求められるのだが、例えば、呼吸苦にあえぐ乳幼児に対して、一度の吸引で呼吸を楽にさせるような技を目の当たりにすると、誰もが「すごい」と感心してしまうものである。しかし、見よう見まねで「あのときはこうやっていた」と、そのやり方を思

い出しながらやってみても、なかなかその通りにうまくいかないこともよくあった。

こうした技術は、乳幼児を対象とした看護の専門家としての経験に裏打ちされた卓越した技術と考えられ、小児領域の看護師であれば誰もがうらやましく思い、自分のものにしたいと切望するものだと思う。だが、これこそがモデル人形や大人同士のロールプレイでは学べないものであり、マニュアル化することも難しいのである。

▰▰▰ 3　教えられること／できるようになること

看護師は看護の技術を学ぶ中で、教えられることとできるようになることは違うこと、言葉で伝えられることと伝えられないことがあることを、体験を通して学んでいく。そしてまた、現場の中で様々な機会に様々な体験を積み重ねながら技術を磨いていくのだが、そうした卓越した技術というものはいったん習得してしまうと、自分がいつ、どうやってそれを身につけたのか、たいてい思い出せないものである。

▰▰▰ 4　技術習得と組織

病棟で新たな技術を取り入れようとするとき、手順書にはそのやり方が詳細に記述されていたとしても、実際にやってみると、すぐに実行できるようなものではなかったとしたら、その技術は広がっていかないだろう。

あるいは、他所で看護経験を積んだ看護師が、これまで身につけた方法を伝えようとしても、うまく採り入れられないということもよくある。病棟にある技術や方法が受け入れられるか否かのプロセスには、その方法の難易度や有効性だけでなく、病棟の人間関係や文化・風土、そのときの病棟の状況といったものが大きくかかわってくるのである[1]。

❖1──心理学者のMayoは、組織構造についての古典的研究の中で、ある組織における非公式に形成される仲間意識は諸行動の様々な価値判断の基準となり、結果的に作業能率へ影響を与えると述べている[1]。このことから考えると、病棟での技術習得の過程は、病棟組織における人と人との相互関係や社会的なつながりと切り離して考えることはできないのではないかと、改めて考えさせられる。

改めて、前述（p.4）の私が双児に用いた看護技術について考えてみると、あの行為は、自分の身体感覚やちょっとしたコツが必要で、言葉では伝えにくい看護技術であった。そして、引き継がれていったときには、その技術がさらに改良され、変化していき、やがて、看護師から「良い方法」だと申し送られるに至った。つまり、ある技術が伝達され、活用されるようになるプロセスには、単にその技術自体の難易度や説明の的確さといった要素だけでなく、多くの人間的要素が存在していることがおぼろげながらみえてきたのである。

こうして私は、小児看護における言葉ではうまく伝えられない卓越した技術※2は、現場でどのように伝達されていくのかという問いを博士課程での研究テーマとして、小児病棟でのフィールドワークを始めたのである。

2 本書で注目する「わざ」について

本書では、小児病棟の日常的実践における「わざ」に注目する。なぜ「技術」ではなく「わざ」なのか。それは、本格的に研究として取り組む前のフィールドワークを通して注目するようになった巧みな技術を、看護師たちが「わざ」と呼んでいたからである。

この「わざ」の概念については、すでに論文として報告している[2-4)]が、ここでは本書を読み進める手がかりになるように、内容を簡単に説明しておく。

「わざ」を実践している看護師は、例えば、吸引をしようと子どもに触れ、働きかけたときに、安定した子どもとの一体感のような、タイミングが合うような身体感覚について語ることがよくあった。彼女たちの「わざ」は、自らの身体が子どもと一体化する中で体験される、無理がなく安定した感覚を伴うものであった。その感覚を基盤として、吸引の「わざ」が成立していた。つまり、「わざ」が発揮される時点では、看護師と子どもは身体的に1つの状況を共有しており、その関係において「わざ」と呼ばれる行為が生まれているとみることができる。この間身体的な性質※3がまさに卓越した技術としての「わざ」の特徴であり、伝達のプロセスを理解する手がかりとなった。

しかしそれは、子どもと看護師の身体を通じた相互交流の中で生まれ、双方の状況に応じて変化していくものでもあったので、いつもうまくいくとは限らなかった。そのため、「わざ」はいったん生まれた後にも、絶えず更新されていく必要があったのである。

　今回、フィールドとした小児病棟は子どもを対象とすることから、おのずと大人を対象とする看護における「わざ」と様相を異にすることも多い。しかし、そこには、他の看護実践の場にも共通する現象や課題があるのではないだろうか。そうしたことから、本書が広く看護の営みというものを理解する一助となることができれば、と期待している。

❖2——看護の巧みな技術は「卓越した」「熟練した」などで形容されることがある。「熟練」の労働者の熟練度を表すイメージ[5]や熟練者に特化されるイメージを避けるため、本論文では研究者の視点での「卓越した」という表現を多く用いているが、それらは同義とする。

❖3——この間身体的という根拠は、現象学者のMerleau-Pontyが哲学的論述の中で身体論独自の用語として用いている。Merleau-Pontyの身体論[6]においては、身体に触れるということと触れられることが区別できないような場での経験について、「間身体性（intercorporéité）」という概念を用いて説明されている。他者は自己から切り離された存在としてあるのではなく、まずはただ1つの身体であると考えられている。他者に触れその存在を明証できるならば、それは他者の身体と自己の併合によるものであると説明されている。そして、自己がいかにして他者と区別され意識されるかということは、他者と自己という各々の身体は、まるで1つの系のような「間身体性」から分岐してくる器官のようなものであるとされるのである。

　このような見かたは、本書で追求する巧みな技術が子どもと身体的に1つの状況を共有している中で成立することを理解するのに参考になると考えられた。しかし、本書では、Merleau-Pontyのいう意味での間身体性そのものを論じることを目的としていない。あくまでも看護師が語ってくれた技術の意味を読み取っていくことに注目している。本書の元になる博士学位論文においても、この概念の意味を汲み取るのではなく、看護師の語りを生かして、その語りの意味を忠実に記述していくものと限定して使用している。

〈引用文献〉

1）⋯⋯Mayo, E.：The Human Problems of an Industrial Civilization, Macmillan, 1933.
　　　エルトン・メイヨー（村本栄一 訳）：新訳 産業文明における人間問題, 日本能率協会,
　　　1967.
2）⋯⋯川名るり：乳幼児との身体を通した熟練した技術の性質—小児病棟におけるエスノグ
　　　ラフィーから, 日本看護科学会誌, 29（1）：3-14, 2009.
3）⋯⋯川名るり：小児病棟の組織文化と看護実践—患者が子どもであることによる困難さ, 看
　　　護研究, 45（5）：492-504, 2012.
4）⋯⋯川名るり：雑談に埋め込まれた社会的学習—小児病棟における「わざ」の伝達, 看護
　　　研究, 49（3）：226-240, 2016.
5）⋯⋯松本雄一：組織と技能—技能伝承の組織論, 白桃書房, 2003.
6）⋯⋯Merleau-Ponty, M. : Signes, Gallimard, 1960.
　　　メルロー＝ポンティ（竹内芳郎ほか 訳）：シーニュ 2, p.18, みすず書房, 1970.

II

病棟の概要

本章では、病棟の概要について紹介していきたいと思う。私が観察した小児病棟での「わざ」の実践を理解するうえで、勤務体制、病棟の構造上の特徴や道具の使用などの病棟環境は重要だと考えるからである。

1　病棟の紹介

　この研究のフィールドとなった小児病棟のある病院は、看護学生や医学生、研修医などの教育指定病院でもあった。小児病棟は、病床数約50床、急性期疾患・慢性期疾患を含む全科混合である。0歳から16歳未満までを対象としているが、3歳以下の乳幼児が全体の8割を占めている。入院形態は、緊急入院が全体の約半数を占め、1日平均3～4名の入退院がある。平均在院日数は約10日であるが、中には数年間に及ぶ長期入院児もいた。

　フィールドワーク開始当時の病棟スタッフは、医師7名、看護師29名、看護助手3名、保育士1名、クラーク1名であった。看護師は、20歳代後半の若手から中堅看護師層が多く、半数を占めていた。看護経験年数は平均5年、小児看護経験は平均3年、10年以上の看護経験をもつ人は約2割であった。院内の病棟異動も多い。大卒者は年々増える傾向にあり、全体の半数以上で、大卒者の9割は若手から中堅看護師層である。

　看護体制は三交代勤務で、チームナーシングとプライマリナーシング方式をとっており、人工呼吸器など医療的ケアが必要な部屋を含むAチームと、多床室（大部屋）と個室を担当するBチームの2チーム制を8週間ごとに交代する。新人教育にはプリセプターシップを導入している。3年目の看護師が看護部主催の研修を受けた後、4月からプリセプターとして活動する。病棟で教育担当をしている5年目以上の看護師がプリセプターを支える。

　本調査に参加していただいたのは、この小児病棟の看護師を中心に交流するすべての人々である。院内研修などの状況に応じて、その他の病院職員も含まれている。

2 小児病棟のつくり

　フィールドとなった小児病棟では、病室の境や廊下の壁は床上1メートル以上が透明なガラス張りになっている。2つ隣合わせの病室や廊下にいても、室内の様子を見通せる開放的な空間である[図1]。看護師は室内に目を向けながら廊下を通り過ぎることが習慣になっていた。子どもが泣いていないか、ベッド柵を登ったりベッドサイドにある吸引ビーカーや酸素の流量計で遊んだりしていないか、身体にかけていたタオルがずれて子どもの顔にかかっていないかと、看護師は常時、子どもの様子を気にかけている。

　他方、養育者が24時間付き添う「付き添い部屋」と呼ばれるいくつかの大部屋と個室には、1ベッドごととガラスの壁全体にカーテンが付いている。そのカーテンは、常時、閉められており、外部とは遮断された閉鎖的な印象を受け

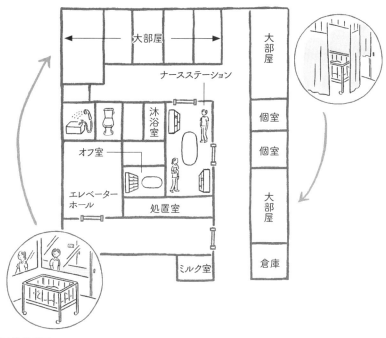

[図1]病棟構造図

る。付き添い部屋とそうではない部屋の閉鎖と開放という両極端の空間が共存している病棟である。

　ベッドサイドには元気な頃の子どもや家族の写真、絵が貼られている。自宅で急変した場合や長期入院の場合ほど、家族の希望もあってベッド柵を覆うほどにそれらが貼られる。また、玩具や絵本などでベッド内が埋め尽くされることもある。同時に、看護師の中には、身体を動かすことができる子どものベッド内にある玩具の車のタイヤや熊のぬいぐるみの鼻（ボタン）がちゃんと付いているかを常に気にかける者もいた。タイヤや鼻がなくなった場合は、「誤飲したのではないか」と重大な問題へと発展することもあった。いつからないのか、いつから取れそうだったのか、タイヤやぬいぐるみの鼻をつまめるほど、その子どもの手指の微細運動が発達しているかどうかと、各勤務帯の看護師へ慎重に聴取するリーダー看護師の姿がしばしば観察された。ベッドやその周囲の空間が患者の生活の場であるということは、小児病棟では常に危険と隣り合わせでもあるということを意味していた。この病棟にはそうした乳幼児が常に20～30名ほど入院していた。

3 看護実践と道具

　病棟では、輸液ポンプなどの機器類は、1つの決まった倉庫に保管されることになっていた。しかし、倉庫は病棟の端にあって遠いため、誰かが使い終わるととりあえず廊下に置かれ、使おうと探すときには、どこにあるかわからないということも起こっていた。テープなどの道具類は決まった棚に保管され、その日使う分だけが処置室のカート内に補充されるよう決められていた。しかし、カート内の道具は使いたいときに見当たらないことも多かったので、直接棚から出して使用されることもあった。病棟の構造に慣れていない新人は、そうした機器類や道具の保管場所と受け持ち部屋との間をよく行き来していた。

　病棟で1つしかない乳児用のデジタル体重計は、連日体重測定が必要な乳児が多いため、午前中はフル回転で稼働していた。新人はデジタル体重計をうまく使いこなせず、先輩と比べて時間がかかっていたので、先輩から「すぐ済

むので先に貸してほしい」と使用中に頼まれたり、はじめから先輩に譲ったりしていた。使用する人数に比して常備数が少ない吸入器の場合、順番待ちをしたり、誰かが使用しているかどうかを確かめに行かなければならなかったりしたので、薬液の準備をしてから実際に吸入するまでに時間がかかった。新人はこのことについて、「なぜか時間だけがすぐに経つ」とよく口にしていた。いかにして必要な機器類や道具を準備できるか、使用できるかが、看護師の業務の流れを左右しているようであった。

　その対策の1つとして、看護師の白衣のポケットには、ハサミやテープ、マーカーペンやボールペンなどの道具がいっぱいに詰めてあった。ポケットからはみ出るほどの場合、夜勤に限っては、子どもの家族にみられて「クレームがくることがない」ように、透明なビニール袋に道具を詰めて持ち歩く姿もみられた。その中身は看護師間で概ね似ていたが、先輩であるほど、その日がリーダー業務かメンバー業務かによってポケットに入れるマーカーペンの太さやテープの種類を変えるなど工夫したり、成人病棟から来たばかりの看護師だけが輪ゴムを常備したりするなどの違いも観察された。その成人病棟から来た看護師は、輪ゴムは三方活栓の固定を補助するのに便利なので、前の病棟ではよく使用していたと言っていた。しかし、小児病棟では輪ゴムが切れた場合に子どもが口に入れて危険なので誰も使用しないことを知ると、輪ゴムを持ち歩かなくなった。このように、白衣のポケットの中身をみるだけでも、ここでどのような看護活動が行われているのか、これまでどのような経験を積んできたのか、その病棟の文化が反映されているのである。

4　「オフ室」という休憩室

　病棟のナースステーション横には「オフ室」[図2]と呼ばれるスタッフ用の休憩室があった。この「オフ室」は、後に「わざ」の伝達において重要な意味をもつことがわかったので、ここでも紹介しておく。

　3畳ほどの広さの「オフ室」内には、3人掛けの長ソファーとテーブル、流し台、冷蔵庫、カラーボックス、また、看護師一人ひとりに準備された、ショルダー

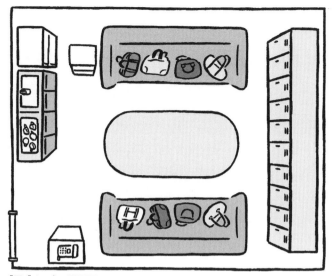

[図2]オフ室の配置図

バッグとA4サイズの書類がちょうど入るくらいの大きさの鍵付きロッカーがあっ
た。長ソファーの上にはいつも勤務中のスタッフの大きなボストンバッグが所狭
しと並べられていた。各勤務前後や休憩時間になると複数名の看護師が一度
に集まってくるので、看護師はそのつどバッグを端に寄せたり、積み上げたりし
て、座るスペースをつくっていた。カラーボックスには、ポット、コーヒーメーカー、
紅茶など、その他誰かの差し入れのお菓子が複数常備されていた。流し台横
の水切りカゴには各自のマイカップが積まれており、新人や配置転換で病棟異
動をしてきた看護師は、病棟オリエンテーションのときに「マイカップを持参する
ように」と説明を受けていた。

　たいていの場合、看護師は勤務前後や食事休憩の時間を「オフ室」で過ごし
ていた。例えば、日勤帯の看護師の場合、昼食は地下の食堂で素早く済ませ、
その後は「オフ室」でコーヒーや紅茶を飲みながら休憩していた。先輩であるほ
ど、勤務中にもたびたび「ちょっとオフ室へ行ってきます」と言って、持ち場を離
れることがあり、周囲の看護師は、それが"ちょっと休憩してくる"という意味で
あることを暗黙のうちに了解していた。

　それに対して、新人の場合、先輩たちといっしょに食堂で昼食を済ませ、そ

の流れで「オフ室」へ入ることもあったが、短時間で切り上げ、「オフ室」で休憩することはほとんどなかった。配置転換してきたばかりの看護師は、昼食や昼食後の休憩時間も以前の病棟の仲間と過ごしており、「オフ室」で休憩することはなかった。しかし、2か月ほど経つと、新人も配置転換してきた看護師も、徐々に「オフ室」で休憩する時間が増えていった。また、はじめはただ黙ってその場にいるだけであったが、3か月ほど経つと、徐々に会話に加わるようになっていった。

　「オフ室」での会話は、勤務上の話題から私的な話題、芸能人についてまで多岐にわたっていた。そこでは、悩み相談なども頻繁に行われていた。「オフ室」でなされる会話に参加するということは、新人や病棟異動してきた看護師にとって、この病棟スタッフとの関係の距離を縮めるうえで重要な役割を果たしているようにみえた。そして同時に、会話に参加できるということや、その場に参加してもいいと思えるということそのものが、スタッフとの関係の距離の表れでもあるように思えた。

　私にとっても同様だった。フィールドワーク初日、私のバッグは病棟内の倉庫の一角に置くようにと病棟管理者に案内された。それ以来、バッグは倉庫に置かせてもらっており、昼食や休憩時間をスタッフといっしょに過ごすようになっても、バッグは常に倉庫にあった。しかし、3か月を過ぎた頃、「なんでこんなところに置いているの？ 貴重品危ないじゃん」と私のバッグを気にかけ、「オフ室」へ運んでくれる看護師が出てきた。以後、私のバッグも「オフ室」の長いソファーに並べられるようになった。この出来事で、私は「オフ室」にいてもいい存在として、また、病棟の一員として認めてもらえたような感覚を抱いた。「オフ室」は看護師との関係の距離が表れる特別な場のように感じられたのである。

III

日常的実践の中の「わざ」

本章では、小児病棟において看護師が語る「わざ」について検討する。その
ために、まずは私が観察した「わざ」の実践を記述する。

1　看護師にとっての「わざ」の存在

　この病棟の日常の中で看護師は、自分が優れていると思う実践について語
るとき、「わざ」という言葉を使うことがあった。それは、具体的な身体を動か
す技術のこともあれば、困難事例とされていた家族への対応や、医療者間での
連携など人との接し方のことでもあった。ここでは、本書で注目する具体的に
身体を動かす技術の「わざ」に関するエピソードに焦点をあてて記述する。[1]

　先輩格の看護師は「技術の基本は本を読めばわかるけれど、（病棟では）そ
の子を知って、その子に合ったやり方を習得してほしい」と力説していた。しか
し、新人教育の中でそれを伝えようとしても、ある特定の技術になるとうまく説明
できず、曖昧な説明に終始していた。それは具体的に身体を動かし、看護師が
「ちょっとした塩梅」と語る、身体を通した感覚を伴う技術に関するときであった。

　抱っこのように身体そのものを使う場合もあれば、テープや紐を巻く際の締め
方の強弱を指先で調整していくような、身体を使って固定する技術や、吸引や
授乳のようにカテーテルや哺乳瓶といった道具を使う技術もあり、自ら言語的
に訴えられない乳幼児を看護する者にとって、重要だと考えられていた。これ
らは身体を実際に動かすことによって身体を通じて喚起される感覚が、その場
の技術の成功を左右するポイントとなっていた点で共通していた。

　新人教育にあたる看護師は、技術指導の場面は自分たちの卓越した技術を
伝える有用な機会だと考えていたものの、「ちょっとした塩梅」と語る技術につ
いての説明はうまくいかなかった。

　そうしたとき、指導する看護師は「とにかくやってみて」「これっていうものがあ
るのよ」と締めくくった。中には、それは「伝えることはできない」「教えるものでも
ない」と付け加える者もいた。新人は、はじめのうちは言われた意味がよくわか
らなくても、実際に先輩の技術を繰り返し見たり、自分でもやってみたりしてい
くうちに、先輩の言う技術には、"これっていう何か"があるらしいことをなんと

なく知るようになっていった。それでも、何があるのか、何を知ったのかということについて具体的に聞いてみると、新人もまた「……何か……こう……ん……」と答え、うまく説明できないと言っていた。

　看護師が「ちょっとした塩梅」と語る感覚が生まれるような、何かがある、うまく説明できない技術について、ベテラン看護師らは次のように語っている。

> 回数をこなせばある程度はできる……鍛えられてできるようになるんでしょうけれど。私は"上手な人、上手ではない人"という言い方をするんです。上手な人はただ年じゃなくて十分に備わって上手なんですよね。それが看護の究極の……わざかな。
>
> （ベテラン看護師　北村さん）
>
> 言われたからやるではただできるだけ……本質は育たない。ただできるではなくてきちんとわかっている、技術をわかるということですよ。
>
> （ベテラン看護師　広田さん）

　北村さんと広田さんはおのおのにこの語りに続けて、そうした技術を施行する看護師のことを共通して「わざをもっている人」と語った。「上手」なのは単なる経験だけではない、「技術をわかる」ことが「本質」であると語られている。また、説明されればわかるものではない、回数をこなせばうまくなる単なる反復による慣れなどとは異なる、と語られている。

　新人への技術指導場面を観察していると、誰もその技術の「ただできる」ことと「本質」という違いを意図的に分けて説明してはいなかったが、「究極」「本質」である技術が日々の自分たちの実践で成立していることを、意識的か意識的でないかにかかわらず知っていたことになる。そして、その技術は「わざをもっている人」のもつ何かとみなされていた。

❖**1**──本書では各場面の中心となる参加者に仮名を用いるとともに、ベテラン（7・8年目以上）、中堅（3〜7・8年目）、若手（3年目以下）と表記した。看護師の会話では「あの人、中堅だから」などと経験年数で語られていたからである。なお、文脈が変わらない範囲で語りの一部を修正している。「　」は看護師の語り、仮名および経験年数の提示は最小限とし、必要な情報のみを示している。

すなわち、この「わざ」と呼ばれる技術は、私が注目していた、小児病棟の看護師が習得したいと目指す、<u>卓越した技術</u>であると考えたのである。

2 「わざ」の具体例

　看護師たちが「わざ」と呼ぶ技術について、経鼻的経管栄養カテーテル（以下、栄養カテーテルとする）挿入場面を例にあげて説明しよう。**"太字ゴシック体"**で示したのは、「わざ」の特徴を語っていると考えられる部分である。

　病棟では栄養カテーテル技術の基本的な手順がマニュアル化されていた。そのマニュアルでは、カテーテルの"選択"、挿入の"長さ"の決定、子どもの嚥下運動に合わせた"挿入の仕方"、挿入後の"位置確認"、カテーテルの"固定"が取り上げられていた。中でも、"成長発達状況に合わせてカテーテルサイズを選択すること"、"挿入時には、つばを飲み込むように患者へ促し、協力を得ること"という点が強調されていた。

　しかし、新人にとってカテーテルの選択から固定までのすべてが難しかった。看護師は6Fr（French）※2から12Frまで1〜2ミリメートル単位のサイズ違いで常備されているカテーテルの中から、子どもの鼻腔の大きさに合うサイズの目安をつけて選択する。サイズが適合したかどうかは、カテーテルが鼻腔内を通るときの指先の感触を手がかりに判断するのだと先輩は言う。乳児にとってカテーテルは、太いと鼻呼吸しているため苦しくなり、細いとミルクや薬液が詰まってトラブルを起こしやすくなるものだった。看護師としては、挿入後のトラブルは困るので、できるだけ細いカテーテルは避けたいのだが、乳児用のカテーテルはどれも細く軟らかいので、新人には挿入しにくかった。

　挿入を嫌がる子どもの"協力を得る"ことも難しかった。挿入について、ある中堅看護師は「苦痛を最小限にしながら手早く施行するのが鍵」だと語っていた。その鍵とは、顔を左右に動かす2〜3か月の乳児や、全身の力を振り絞って抵抗する幼児に対して、いかにして自分の身体で子どもの体幹や四肢を抱えて支え、子どもが唾液を飲み込むタイミングに合わせて挿入できるかがポイントのようだった。

新人はその選択や挿入のポイントを押さえようとして、手順を繰り返した。たいていの場合、看護師は繰り返すうちに子どもの動きに慣れ、徐々にある程度のスピードでやりこなすことができるようになった。それは一見、技術に慣れたようにみえた。しかし、子どもの体調、分泌物がいつもと変わると、看護師の手指の感覚や[*3]、位置確認として気泡音を聞き分ける聴覚も[*4]鈍ってしまった。子どもの身体状況、道具などが少しでも変わると、看護師が感得していたものはすぐに崩れてしまい、身体の感覚の修正を繰り返さなければならなかった。

　そうするうちに、新人看護師も徐々に多くの場合に通用するような、子どもの形態学的な特徴や事前に対処できるコツを感得していくのだが、それがまた通用しないような、さらに複雑な場面に遭遇することがあった。

> 普通、嚥下障害があるときは身体を起こしたほうがよいじゃないですか。ゴックンするのに。私たちの中の常識ですけど。でも、リサちゃんは途端にむせ込んでしまった。分泌物が嚥下できず、気道閉塞っぽくなった。一般的には身体を起こしたりするのはよいけれど……今のリサちゃんにはできない。顔を横向きでカテーテルが入ったと聞いたからやったけれど、この間はそれでもだめ。
>
> （ベテラン看護師　広田さん）

　リサちゃんは重複障害のある幼児で、今回の入院では嚥下機能の低下が疑われ、経管栄養への移行が検討されていた。嚥下機能の低下により唾液を飲み込もうとするだけでも気管に入りやすく、栄養カテーテル挿入を飲み込みに合わせることにも危険が伴う。広田さんの言う「私たちの中の常識」や「一般的」な知識とは、看護師が多くの情報や知識を活用しながら身体を通して納得し

❖2──カテーテルのサイズは外形 Fr（French）、フレンチ式カテーテルサイズで表されている。

❖3──カテーテルを経鼻挿入する場合、鼻の奥や喉の奥を通過させるときがポイントになるが、鼻腔内や喉の奥に分泌物が貯留している場合には、通過する部位の感覚をつかむことが難しく、挿入のリスクが高まる。

❖4──栄養カテーテルを挿入した後は、正しく胃の中に留置できているかを複数の方法で位置確認する。一般的な確認方法の1つに、胃内へ空気を注入し、聴診器で胃に入った気泡音（ゴボゴボ）を聴診する方法があるが、もともと分泌物が多い場合には、雑音が混じるために気泡音を聞き分けるのが難しくなる。

たことや、マニュアルにはなくても繰り返しによって感得してきたある程度固定したパターンであり、多くの場合に通用する技術であった。その「私たちの中の常識」が、この場面では通用しないと言っている。

中堅看護師の菊池さんは、広田さんのことを、"リサちゃんへの対応ができる「わざをもっている人」"だと私に教えてくれたが、広田さんはさらに同僚の西本さんのことを「わざをもっている人」と教えてくれた。

西本さんがやるとスッと入ったんです。体位は別にそのままで……顔だけちょっと右に向けてね。本人の嚥下の……なんていうか、うまく言えないけど強弱のタイミングのね、なんていうのかな。そこの嚥下がスムーズに、スッと、こうね。（気管と食道の）分岐部というか、そこがうまくいけば……。

（ベテラン看護師　広田さん）

それは、**うまく言えないけど**、嚥下の「強弱のタイミング」に合うかどうかの差だと、広田さんは言う。単なるタイミングではなく、そこには"強弱"があった。

当事者である西本さんにそのときの様子を尋ねてみると、「ギャッジアップして咳き込み始めた場合は、調子が悪いからすぐ戻す」「ちょっと右にしたときの顎の角度で軽い咳き込みがある」と言い、西本さんなりの手がかりをもっていることがわかった。それは、西本さんのその子どもに関する疾患を踏まえた理解に基づくものであった。

新人の谷本さんは、リサちゃんの看護場面に対応できる別のベテラン看護師である内藤さんを「わざをもっている人」だと私に教えてくれた。当事者である内藤さんは、リサちゃんへの栄養カテーテルの挿入の仕方を次のように語った。

身体は上に向けて、ゆっくりゆっくり顔を右に向ける。そこで急ぐと苦しくなりそうだった。顔をしかめていた。だから呼吸に合わせてゆっくり……高さはほんのちょっと、そうしないとすぐ唾液が溜まる感じがある。微妙でね。背中をこう持ち上げるとゲホゲホきちゃう。ゼコゼコしなければうまく入る。飲み込むタイミングを見計らって、ゆっくり合わせて……そしてスウッと（弧を描くように）入れる。新人

　内藤さんは、「そこで急ぐと苦しくなりそう」「ほんのちょっと」という言葉で、挿入のプロセスにおける**微妙なバランス**について語った。それが「やらないと感覚がつかめない」部分であった。

　看護師はこうした身体で感じる微妙な力加減やバランスといったものを「ちょっとした塩梅」と語り、この「やらないと感覚がつかめない」のは、まさに「ちょっとした塩梅」の蓄積の中でしか習得できないものなのであった。

　看護師の語る「わざ」は「私たちの中の常識」が通用しない、また、事前に予測できない事態に対しても、「そこで急ぐと苦しくなりそう」というふうに**直感的に即興で対応できるもの**なのであった。そして、挿入の**タイミングが合う**ためにはある種の判断が必要で、その判断は重要なポイントになっているようだった。

　例えば、子どもの鼻腔から栄養カテーテルを挿入する際も、喉元のところで先へうまく挿入できずに、口から出てくることがしばしば観察された。経験が少ない看護師の場合は、その場で繰り返しやり直そうとしたが、子どもは啼泣して分泌物が増えるので、ますます看護師が焦ってしまうという悪循環を招いていた。

　これに対して、比較的冷静にその状況に対応できる看護師は、カテーテルの先端が進めないと感じた瞬間に手の動きを止めて、それによって子どもは徐々に落ち着き始めた。看護師は止めたままの位置で、子どもの喉元が動く瞬間をただじっと待っていた。タイミングを見計らう間である。この瞬時の決断が看護師の動き全体として、ぎこちない動作かスムーズな動作かの差としてみられた。その看護師によれば、どのような呼吸のリズムだと「危険」なのか、「これから安定する」か、待てるのか、といった判断がそのときなされていた。

　こうした判断の基準となるのは、家族からの情報もあれば、看護師の以前の失敗体験や類似場面で蓄積したものもあった。「このくらいの手応えだと次のタイミングで入りやすい」といった手の感触、「このカテーテルはやり直すと先っぽにちょっと癖がつくので、伸ばして癖を取り除かないといけない」といった道具

の癖まで、極めて多岐にわたっていたが、「手応え」「ちょっと」といった**それぞれの感覚的な基準**を拠り所にしている点で共通していた。

　また、看護師の考え方も影響していた。「子どもは泣いて唾液が増えるのは仕方がない」というふうに、子どもには「子どもだから」という何か限界があるように語ることがよくみられた。一方、「子どもは発達途上にあるので、予測以上の回復が起こる可能性は捨てられない」と、かかわり方次第で違う反応を引き起こし、それが回復へとつながる可能性がある、と語る看護師もいた。

　そう語るベテラン看護師の広田さんは、リサちゃんの栄養カテーテル挿入についても、「変化が起こるか、それは何に、どのように起こるのかを知ることが重要」だと付け加え、回復という大きな目標に向かうために、そのつどの看護場面における嚥下の状態や子どもの反応の「変化を追うこと」が重要だと繰り返した。広田さんはこの技術の実践について、看護師としての目標に向かいながら子どもの反応や変化を確かめ、自分の行為への子どもからのフィードバックをつかもうとしていた。まさに、リフレクティブな**技術の発展**プロセスがここにみられた。

3 「わざ」の特徴

　「わざ」と呼ばれる技術は、看護師の「私たちの中の常識」(p.25参照)が通用しない、「難しい」と感じるときの栄養カテーテル挿入、吸引、排痰ドレナージ、授乳、身体の固定、尿道カテーテル（膀胱留置カテーテル）挿入の実践場面で特に観察された。そして、それぞれの観察データとインタビューデータからみえてきたのは、「わざ」にかかわる共通した以下の6つの特徴であった。

■■■■ 1　相互に交流しあう身体感覚を用いる

●身体の一部になる感覚

　「わざ」は、身体感覚を用いるという特徴をもっていた。しかも、それは子どもを目の前にしたときに初めて立ち現れる状況ごとに、実際に身体を動かし、さらにその動きに対する子どもの反応を見て、また身体を動かすといった相互交流を通して、その場その場で生み出されていた。

ベテラン看護師の木村さんは、咳き込んでいるケンちゃんのベッドサイドに来て、ケンちゃんの顔をのぞき込んだ。すぐに吸引の準備をして右手で道具を手にし、胸に左手を当てたあとに喉元を軽く圧迫し、その手で少し下顎を持ち上げて吸引をしはじめた。木村さんが鼻腔へ吸引カテーテルを挿入するとケンちゃんは咳き込み、それと同時に痰が吸引された。SpO_2値は80台後半から99へと上昇した。吸引後、木村さんはケンちゃんを腹臥位にし、ベッドの足元に置いてあったタオルを巻いて身体の右側に当てて、身体の右側を少し浮かせた。そして、再び背部に手を当て、「苦しかったね」と声をかけながら、ケンちゃんの顔を横に向け、下顎を少し上げて、頭をなでてそばを離れた。そのときのことを木村さんは次のように語っている。

> カテーテルの入りがあまくなると咳嗽反射を引き起こすんですよ。様子を見て首の角度を少し曲げたり。挿入時、狭い感覚があるから、こうやって（手を弧を描くように動かして）スッと入れる感じで、変えてみないといけないんですよ。この子は顎をこうやると楽になるみたい。腹臥位でここ（下顎を指す）を上げるようにすると落ち着くけど、時々（腹臥位を）嫌がるときがあるから、その場合は少し軽め（ちょっと腹臥位）の感じでやるといい。
>
> （ベテラン看護師　木村さん）

　そして、木村さんは胸や背部に手を当てたことについて、「ああ、それは手で触ってわかるから。手に響くの。感じるのよね」と話を続けた。

　木村さんは吸引をしようとカテーテルを挿入したときに、「スッと入れる感じ」と語っている。つまり、吸引カテーテルを通して手に伝わる抵抗のなさが、そのまま身体を通した感覚としてとらえられている。また、吸引カテーテルという道具を挿入しながら、鼻腔の吸引しやすい角度の状況についても、「狭い感覚があるから」と身体を通して知る様子を、まるで自分の指先が実際にその狭い部分に触れているかのように、カテーテルという道具がまるで身体の一部になっているかのように、説明をした。

　このような一体感は、道具との関係だけでなく、子どもを抱くときにも表現されていた。例えば、ベテラン看護師の広田さんは、愛ちゃんのSpO_2値が下降

したことを知らせるアラーム音に気づき、ベッドサイドにやってきた。広田さんは
泣いていた愛ちゃんをすぐに抱き上げて、「よしよし」と言って、イスに座った。
愛ちゃんは徐々に泣きやみ、SpO₂値も98へと上昇した。その様子を通りすがり
に「チラリと見かけた」というベテラン看護師の北村さんは、後に、私に広田さ
んのことを「あの人は抱っこが上手なのよ」と教えてくれた。北村さんは抱っこに
ついて、次のように語っていた。

> 抱っこされるほうはもちろん気持ちよさそうだけど、抱っこしている人も、すごく
> 楽な感じ。抱っこしている人が影じゃないけどイスや枕になったように、楽そう
> にしている人がいる。それをいいなと思っても、見ているようにいかない。いか
> にうまく楽にしてあげられるかは機械に任せられないところで、看護師にしかで
> きないところじゃないかって思う。それは究極のわざだと思う。
>
> （ベテラン看護師　北村さん）

　この場面で北村さんは「楽」と語り、それを看護師が子どもの影になるかのよ
うな関係で生み出される安定した一体感のようなものとして表現している。

● 楽という一体感

　ある日、広田さんは授乳のため、葵ちゃんを抱こうとした。広田さんは看護
師間で葵ちゃんの抱っこがうまいと評判だったが、葵ちゃんは首がすわっておら
ず頭部が重かったため、抱っこ時には頸部が不安定になりやすかった。そのと
きも葵ちゃんの頸部が安定しなかったため、広田さんは自分の左腕と葵ちゃん
の頭の位置を何度も直し始めた。その様子を見かけたベテラン看護師の内藤
さんは、そばに来て、「ちょっとだけこうやったら」と自分の上腕を微妙に内転さ
せて見せ、すぐにその場を離れた。広田さんは腕を内転させてみたのだが、葵
ちゃんは前傾してしまう。そこで、自分の体勢を立て直して足を組んだ。自分
の左腕を微妙に動かして「なんか、なんか」と言いながら葵ちゃんの姿勢が安
定する位置を繰り返し探り、さらに、自分の腰や足を左右に微妙に動かした。
次の瞬間、広田さんは動きを止めて、葵ちゃんに「これでいいね」と声をかけた。
葵ちゃんの頸部は安定し、そして、葵ちゃんは咳き込みもなく、ミルクを全部飲

み干した。いっしょにいた私からは、とても楽そうに抱っこをしているように見え
た。そして広田さんは、次のように話してくれた。

> この体勢は自分も楽なんです。この子も首と頭がよい感じで固定されて、首が
> 苦しくない感じ。安定している感じがある。結構いつも頭が重くて、首がグラグ
> ラすることが多いけれど、安定してうまく飲めて、いい感じ。
>
> （ベテラン看護師　広田さん）

　この場面の広田さんは、自分の身体に緊張のない感覚を実感すると同時に、
子どもの表情の中に調和のとれた心地よさのようなものを読み取っていた。その
瞬間、子どもは言語的に「楽」を表現できなかったが、看護師は視覚的にそれ
を自分の身体の感覚として経験している。このように「わざ」の実践は、そのつ
ど生まれてくる相互に交流しあう身体感覚を通して生み出されている。

■■■■■ 2　状況に埋め込まれている

●刻々と変化する状況

　看護師にとってある程度固定したパターンであり、多くの場合に通用するよう
な「私たちの中の常識」(p.25参照)が通用しない看護場面では、行為しはじめた
後で、子どもの予測不可能な反応や事前に気づかなかったことが現れる。しか
し、「わざ」と呼ばれる技術は、そうした予測不可能なことや気づかなかったこ
とへもその場でうまく対応していくことができる。

　ある日、ベテラン看護師の木村さんは準夜勤務の新人看護師へ、美咲ちゃ
んについて申し送っていた。日勤帯では美咲ちゃんの呼吸状態は落ち着かな
かったが、今は落ち着いているという。そして、「深夜のリーダーはこうやってい
たけれど(下顎を持ち上げるジェスチャーをする)腹臥位のほうがいいと思って、さっき
腹臥位にしました」と申し送った。そのことについて、後に看護記録には「腹臥
位取り入れ、落ち着く」と記録された。そして、木村さんは申し送りの後、改め
て私に美咲ちゃんの様子を次のように語った。

今の美咲ちゃんは舌根沈下して、（胸に手をのせて）肋間筋もすべて陥没しちゃうから、上向きは無理じゃないかと思う。深夜のリーダーはこうやっていたけど（下顎を持ち上げる）、それより腹臥位のほうがいいと思って腹臥位にしてみた。記録に"肺はきれい"と書かれているけれど、そういう感じはしない。2時間ごとに吸引していたというわりには、（再び胸に手をのせて）すっきりしないように思うんですよ。今の美咲ちゃんって、ここを使ってうまく呼吸できないんです（喉を指す）。横隔膜もあまり機能していないみたいで……だから後は腹臥位かなって。吸引してやってみたら、さっきはよかった。

（ベテラン看護師　木村さん）

　この病棟の看護師は常に、特定状況の子どもの呼吸数、脈拍数、便の色やにおいなどについて、"正常"という表現を使わず、「この子のいつもと比べて」と表現していた。それは、言語的に訴えられない子どもの「何かが違うと気づくため」の手がかりであり、「その子にとっての普通の状態がわかれば、どうかかわったらいいか、どこまで見てよいのかがわかる」という関与の安否を決める手がかりであり、「急変時に対処するときに役立つ」重要な情報なのである。また、個別性には幅があるため、「その子のベースラインを知ることが重要」と言われており、それを「その子の今もっている力」と表現する看護師もいた。

　日々、子どもがガーゼや身体に挿入されているチューブ類に触れたり、固定をすり抜けたりする様子が観察された。「その子の今もっている力」には、「周囲に誰もいなくてさびしくなるとチューブ類に触れてしまうようだ」と、人との接触を求める乳児の情緒や、手指でチューブをつかめるかといった身体機能の成長発達との兼ね合いで理解することも含まれていた。これについて看護師は「刻々と変化するから」と言い、具体的な状況に即してそのつど見極めていく必要性を語っていた。

● 更新される情報

　また、次の語りのように、子どもの情報は行為を展開する過程で更新されていくものであった。広田さんはある吸引場面を振り返り、次のように語っていた。

日中様子を見ていたらね、ギャッジアップがギリギリみたい……これはお父さ

んの話と一致しているんですけど。直後はむせ込まないで楽そうですね。ただ、10分経ってくるとむせ込むっていうか……だんだん（唾液が）溜まってくるみたいなんです……そういうのを考えて挿入もやらないと。……ほかの看護師が言うこの向きがいいのかと思ってやったら、今回はそうでもない。だから本当にちょっとだけギャッジアップしたら、あまり咳き込まない。で、この子の呼吸に合わせて入れてみたら……うまくさらっと入ったんですよね。いつもよりいいかも。

（ベテラン看護師　広田さん）

　また、「わざ」は、結果として作業の段取りの要素を含むものとして考えられていた。ある中堅看護師は広田さんの実践について、次のように語った。

吸引がスムーズにみえるのってエキスパートの……わざ……っていうのかな。吸引も滅菌の手技を知っていれば、早くやるのは単なる慣れ。でも、薬や疾患、吸引より吸入のほうがいいとか、原則があって、でもこの子のこうなったとき……とか、それをわかっていることが大切。口より鼻だと咳をするとか、こうやると（喉を指す）咳をするとか……スムーズに早くみえるのは知識、手技じゃない。それは結局、その具体的な状況、個別性を知って、その子によい方法を即時に選ぶことができているからですよ。

（中堅看護師）

　具体的な状況とは、看護師と子どもがある仕方で共有している状況である。その仕方こそ、その場そのときの身体を通じた相互交流といえる。あるベテラン看護師が「細かいことは実際に子どもの前に立ったときに出てくるんです」と語っていたように、まさに「わざ」は状況に埋め込まれているのである。

▰▰▰ 3　タイミングが合う
●リズムと間合い

　看護師は「うまくいった」と感じるときに、子どもとの相互交流を通してタイミングが合う感覚を得ていた。タイミングには、子どもと看護師間で"呼吸が合うようなリズム"のタイミング、"安全と危険の間を見極める"タイミング、"情緒的"

なタイミングがあった。

　先ほどの広田さんの吸引場面(p.32)での「この子の呼吸に合わせて入れてみたら……うまくさらっと入った」に示されるように、お互いのリズムが合うという感覚で表現されることもあった。ベテラン看護師の広田さんは、自分が栄養カテーテルを挿入し、「うまく入った」と実感できた体験を、ほかの看護師へ次のように話していた。

> 私、この間、休憩して(自分の)気持ちを落ち着けたら、うまく入ったの。……(子どもも泣いてゼコゼコしている状態が)落ち着いたところで、(中略)スーッと入ったのよ。
>
> （ベテラン看護師　広田さん）

　広田さんは、「休憩して」「入った」という一連の出来事を、自分が「落ち着いた」ことと結びつけて認識しており、さらに子どもが「落ち着いた」ことと重ね合わせてとらえてもいた。スーッと入ったときの様子を見ていた私にも、本当に「スーッと」入ったように見え、子どもも泣いたり顔をしかめたりしていなかった。タイミングは一度ですぐに合うこともあれば、この場面で語られているように、間合いが必要なこともあった。

　また、先の内藤さん(p.26参照)も次のように語った。

> そこで急ぐと苦しくなりそうだった。顔をしかめていた。だから呼吸に合わせてゆっくり……(中略)飲み込むタイミングを見計らって、ゆっくり合わせて……そしてスウッと(弧を描くように)入れる。
>
> （ベテラン看護師　内藤さん）

　このように、その場で自分がイニシアティブをとって、子どもと息を合わせようとする場合もあった。

●子どもの気持ちを汲み取る

　そのほか、泣いて呼吸状態が落ち着かない乳児に対応するときのタイミングの見計らい方について、単に「泣きやんだとき」「落ち着いたとき」という看護師もいたが、中には、「この子がその気になったとき」と子どもに成り代わって気

分を汲み取って、情緒的なタイミングとしてとらえて表現する看護師もいた。

　ベテラン看護師の広田さんは、情緒的なタイミングの1つである「この子がその気になったとき」を、身体に触れたときの子どもの「腕の緊張」と、その「緊張が緩むとき」から感じ取ったと語った。こうした身体感覚でとらえたタイミングは、看護師が一方的にリズムを合わせようとする発想とは明らかに異なっている。

■■■■ 4　不可視性があり言語化することが難しい

●意味を伴ってみえない

　ここでいう不可視性とは、見てはいるが、意味を伴ってみえていない、という意味で使用している。

　ある技術指導場面のことである。ベテラン看護師の広田さんが、ベッドサイドで1歳児の栄養カテーテル挿入とテープ固定を行っていた。その様子を新人が斜め後ろで黙って見ていた。子どもは嫌がり、顔や手足を動かして、ベッド上で起き上がろうとしていた。広田さんは子どもをあやしながら子どもの両腕を体幹に添わせ、抱えるように子どもを支えた。子どもの体幹の動きが穏やかになると、今度は左右に振る子どもの顔の動きを自分の両手首で支え、栄養カテーテルを鼻から挿入して頬にテープで固定した。そばで見ていた私には、あっという間の一連の行為にみえた。

　その場面を見ていた新人は、「だいたいわかりました」と言っていた。しかし、しばらくすると新人はそばにいた私に、次のように話しかけてきた。

> 子どもは挿入するとき動くし、手をこうする（動かす）から……さっき（広田さんは）押さえていたなあ……あれ？　……どうやったらいいんだろう。1人でできるか不安……。テープをこう固定すればいいだけなんですけれどね……ん？　あれ？　なんでここに貼ってあるんだろう？　よくわからない。次は自分がやらないといけなくなるから、とにかくさっきは覚えようと必死で見ていたんですけれど、あれ？　そういえばよくわからないです。
>
> （新人看護師）

　この場において、新人は動く子どもに対して、広田さんがどのように子どもの

身体を支え、動きを緩めて栄養カテーテルを挿入し、テープ固定をしたのか、そのポイントはどのような点にあったのかを見てわかったつもりであったが、その実、わかっていなかったというのである。加えて、私に対してそれを言語で説明することも難しそうであった。

●なんて言ったらいいか

　言語で説明することが難しい場面は、ほかにも見受けられた。先輩が「今日はやりながら覚えてもらう感じになる」と新人へ声をかけ、「ここをこうする」と言いながら、採血時の身体の固定技術を行って見せていたことがあった。しかし、新人はそのやり方を見ただけでは、「ここ」がどこなのか、「こうする」とはどうすることなのか、そのポイントをうまく活用する仕方を知ることができなかった。

　前述の、栄養カテーテルを挿入するときの「強弱のタイミングに合わせて」や「ほんのちょっと」という微妙なバランスもまた、実はそうした表現でしか語ることが難しいようであった。抱っこの場面で子どもとのタイミングが合ったときの「楽」についても、看護師はその後に「それ（楽という表現）がその様子に近いから」と語りながら、「なんて言ったらいいのか難しい」と語っていた。「わざ」は身体運動感覚や触覚、イメージ、判断といったものに依拠しているので、"形"は見えてもそうした意味を伴って見ることが難しく（不可視性）、それゆえに、言語化することが難しいようである。

■■■■ 5　実践の中で洗練される

　看護師は具体的な状況下で子どもの様子を観察し、即興的にやってみて、そこでの反応を踏まえて次の場面でまたやってみる、ということを繰り返していた。しかし、同じことを単に繰り返すのではなく、「もっと楽なもの」「もっとよいやり方」へと、さらに技術の完成度を上げようとしていた。

　ベテラン看護師の広田さんはある乳児の吸引において、中堅看護師の菊池さんから「わざをもっている人」と言われていた。広田さんはその「わざ」について、次のように語っている。

> 私は入れるときにあの子なりの何かがあると思う……なんていうのかな……あの子に合う、……それこそ、わざっていうのかな。それを知りたい。みつけてあげたい。
>
> （ベテラン看護師　広田さん）

　広田さんはうまく入った体験をしても、まだ「何か」を探していた。また、広田さんに「わざをもっている人」と呼ばれるベテラン看護師の西本さんも、「もう少し呼吸が落ち着いてできる方法はないか」と、よりよい方法を探していた。新人の谷本さんに「わざをもっている人」と呼ばれるベテラン看護師の内藤さんも、「もっと、首の位置が、何かあるかなって……」と語っていた。

　広田さんが見出そうとしていた「わざ」は、単に挿入するときのアセスメントによる客観的な情報だけを知れば見出されるものではなく、そのつど子どもが発する情報を探りながら出されていくものであった。同様に、上記の西本さんの語りと内藤さんの語りの中にも、技術の目的を達成する過程において、「もう少し」「もっと」という工夫しようとする意図がみられていた。つまり、看護師は事前の情報や知識と併せて、さらに、具体的な状況に身を置き、そこでの動きと感覚を通して子どもを知っていくのである。そうして、個人の技術は洗練され、変化を重ねる。すなわち、こうして「わざ」は実践の中で洗練されていく。

新人・中堅看護師　　　　　　　ベテラン看護師　　　　　　ベテラン看護師
　　　　　　　　　　　　　　　　広田さん　　　　　　　　　西本さん

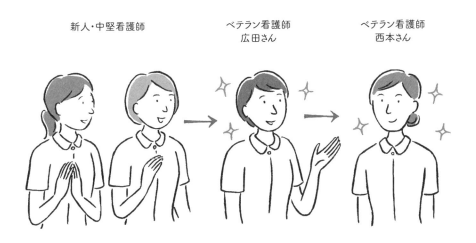

■■■■■ 6 永遠に完成されることがない

　看護師が「わざ」と呼ぶ技術には永遠に完成されることがない、穏やかな向心性とも呼ぶべき特徴があった。これは「わざをもっている人」と同僚から呼ばれる看護師、同僚をそう呼ぶ看護師の語りを通してみることができる。

　「わざをもっている」と語られるベテラン看護師も別の看護師のやり方がよいと思い、時には自分もそのやり方をやってみようと試みていた。その結果、しばらくして自分でも成功した実感を得ることができると、人のやり方を見て、うらましいやり方だと思っていたときとは異なり、それを「わざ」だと思ったり、ぜひとも人に伝えようと思う特別のやり方として認識したりしていなかった。"子どもが楽そう"と安堵したとしても、そこで「わざ」として完成した、成功したとは実感していないようであった。

　それぞれの看護師は、もっとよいやり方があるのではないかと、また新たに探していく。そうした「わざ」に対する看護師の態度は共通していた。これらから、「わざ」は現象として看護師の目の前に固定された形として現れるものではなかったようにみえた。

　つまり、「わざ」は客観的にそれが子どもにとって重要であると思われ、それは看護師の主観とも一致しているが、実際に施行した看護師にとっては、前回より高度な技術もいったん身につけてしまうと、それが「わざ」であるかどうかは問題ではなくなっていた。さらにもっとよいやり方へと関心を移しながら実践しており、その技術はあえて聞かれない限り、意識されなくなっているのである。

　看護師らの語りからみると、「わざ」とは、自分は習得していないが同僚がもつ、あるいはもっているであろう優れた方法に名づけられるものであり、看護師はより高度な「わざ」を実践の中で習得していこうとしていく。「わざ」は相対的、かつ状況依存的で、"もっとよいやり方"に向かい続けるものであり、永遠不変の明示的な技術ではないといえるだろう。すなわち、「わざ」には完成という固定化された時点がなく、永遠に完成されることがないことを示す。

4 「わざ」を伝達する手がかり

　これまでに明らかにされた「わざ」の特徴を踏まえ、伝達への手がかりを整理しておきたいと思う。この小児病棟において看護師が「わざ」と語る技術は、相互に交流しあう身体感覚を用いる、状況に埋め込まれている、タイミングが合う、不可視性があり言語化することが難しい、実践の中で洗練される、永遠に完成されることがない、という6つの特徴で示された。そして、看護師の語りによれば、「わざ」は子どもと身体が触れあう中で共に安定した感覚を体験しているように理解されるものであり、一体感を得るような感覚を基盤に行為として成立していた。

　看護師にとってその感覚は子どもと身体が触れ合った際の、①身体の動きと感覚、②タイミング、③判断や根拠を手がかりにして喚起されるもので、その手がかりこそ、「わざ」という行為を成立させる、すなわち、「わざ」を生み出す重要なポイントであると考えられる[表1]。

　①は、子どもの動きをとらえ、自分の身体の動きを調整するスキルであり、看護師が「ちょっとだけこうやったら」(p.30参照)と語っているような、ある種の"形"も含まれる。②のタイミングには、子どもの動きと看護師の動きを合わせるリズムや間合いだけでなく、子どもの気分や状況を見極めて、関係のとり方を調整するというスキルが含まれる。③の判断や根拠には、いつどのような技術をどの

[表1]「わざ」における3つのスキル

①**身体の動きと感覚：実際の身体の動きと感覚**
　子どもの動きをとらえ、自分の身体の動きと感覚を調整するスキル
　動きの"形"も含まれる

②**タイミング：タイミングが合うための患者-看護師関係の調和のあり方**
　動きを合わせるリズムや間合い、子どもの気分や状況を見極めて関係のとり方を調整するスキル

③**判断や根拠：技術が生み出されるための判断や根拠**
　いつ、どのような技術をどのように用いるか、用いないかを判断するスキル
　その根拠は「この子のいつもと比べて」「その子にとっての普通の状態がわかれば」といった
　子どもに関する知識、情報

ように用いるか、あるいは用いないか、どこまでやるのかといったことを判断するスキルであり、そのための根拠となる、看護師が「この子のいつもと比べて」（p.32参照）と語っているような子どもに関する知識、情報も得ておかなければならない。これらが「わざ」を生み出す重要なポイントであるとするならば、「わざ」を他者へ伝えていくうえでも重要なポイントとなるであろう。「わざ」の伝達におけるこれら3つのスキルの有用性については、終章の議論の中で取り上げていく。

　ところで、この研究の問いは「わざ」の伝達を単に現場の教育の問題として分析しようとしているのではなく、多くの人間的要素の問題として社会的な意味をもつということを前提としている。そのため、現場の出来事の何を「わざ」の伝達に絡み合う事柄ととらえ、記述の対象とするのかという選択が研究者である私に問われてくる。そのことを念頭におきながら、次章以降では、小児病棟の看護師文化について論じ、「わざ」を取り巻く実践について、“教える−学ぶ”双方の視点から探求することを試みていく。

IV

小児病棟の看護師文化と
看護実践

本章では、小児病棟において「わざ」の“教える−学ぶ”過程に影響する病棟内の価値観や人間関係などについて述べていく。病棟には新人が一人前の看護師として成長する過程で学ぶ実践のための行動パターン、考え方、ルールなどが存在している。それぞれに固有の病棟文化を形づくっており、そこには、看護師文化ともいうべきものもある。

　小児病棟の実践は、患者が子どもであることによって特徴づけられている。そこで、小児病棟における「わざ」を取り巻く実践を、看護師文化の視点から理解していきたいと思う。

1　子どもを対象とする実践の特徴

■■■　1　社会的に構成された「分刻みの流れ」

　この病棟では大多数が乳幼児の入院であるため、養育行動を含めた看護活動が行われている。例えば、3時間おきの授乳や、離乳食の介助、また、子どもは新陳代謝が旺盛なので、点滴中や手術後でも連日の沐浴や清拭が行われる。排泄の回数も成人とは異なり1〜2時間おき、毎日1人当たり15回ほどのオムツ交換が日常の看護活動として繰り返されている。

　日勤では処置係などを置く業務分担上、1人の看護師が実際に担当する子どもは10名前後のことがある。そのため、付き添い者の有無にかかわらず乳幼児の多い病室の担当になると、看護師は「今日も忙しい1日」が目に浮かぶことになるようであった。そうした小児病棟の1日の流れについて、日常的に看護師は「分刻みの流れ」があると表現していた。

　2か月ほど前に成人病棟から配置転換してきたあるベテラン看護師は、ニコニコしながら小児病棟に対する印象を次のように話した。

> ここ（小児病棟）は大変ですね。この病院の中でも、とても大変な病棟だと言われていました……まだ慣れない。……流れが速い。動きが速くてね。大人は自分である程度動ける……。食事もなんでも……。でも、ここはそうじゃないでしょ。すべてでしょ……はじめ、子どもが好きだから、いいやって思っていたけれど……。

こうした感想は、成人病棟から異動してきた看護師の初期にみられる共通した反応であった。もちろん、大人の病棟であっても「流れが速い」こと、「すべて」が介助である病棟もあるのだが、この小児病棟の看護の状況は、どのようなものなのだろうか。この病棟の日勤の様子を具体的にみていきたい。

ベッドサイドで直接的に子どもにかかわる日勤のメンバー看護師は、8時の全体ミーティングの後、受け持ち部屋をひと通りラウンドして子どもの様子を観察してからベッドサイドケアに入る。通常、ラウンドの途中で夜勤看護師からの申し送りと、日勤のリーダー看護師[1]との打ち合わせが入るので、ラウンドを一時中断することになる。打ち合わせを終えてラウンドを再開したメンバー看護師は、まず、実際のベッドサイドにおいてバイタルサインズを測定し、次いで、オムツ交換、授乳、清潔ケアといったような小児病棟ならではの看護活動を始める。経管栄養や吸引・吸入が必要な子どもが平均して1部屋3名ほどいるため、経管栄養や吸入の準備を並行して進めながら実施する。また、ほとんどの子どもには微量での持続輸液が行われているので、輸液管理のための2時間ごとのチェックも看護活動の中に組み込まれている。

看護師は1日の動きについて綿密に計画し、すべての受け持ち児一人ひとりの予定をA4サイズの紙に書き込む。その紙は文字で埋め尽くされており、ぱっと見ただけでは文字を判別できないほどである。看護師はその予定用紙を白衣のポケットに入れるか、私用の板に挟んで持って歩き、何時までに何をどこまで終えるかという計画に沿って動く。

抗生剤などの薬液の注入は微量なので、1アンプルのままでは使用できず、一つひとつシリンジで緻密に測定される。そうした緻密さが数十名の患児全員に対して毎回求められていた。これこそが、小児病棟を特別だと感じる所以であると語る看護師もいた。

❖1──リーダー看護師は、その日の業務分担をうまくマネジメントする役割を担う。処置の時間や順番を調整したり、退院の調整をしたりして、メンバー看護師に指示を出す役割を担い、メンバー看護師の業務の進み具合や能力に応じて、残りの業務をうまく分担したりする。また、メンバー看護師から報告を受けて子どもの状態を把握し、医師からは点滴や内服薬の処方の指示を受けたりする。

ある看護師は、週1回、各病棟の様子を朝、見回りに来る病院管理者について、次のように語っていた。

　偉い方たちは週1回ちょっとだけ、いちばん忙しい時間に様子を見に来て、"子どもが泣いている"とか"オムツが濡れているみたいだけど"とかって、私たちがまるでちゃんと看ていないみたいにボソッと言って出ていくんですよね。でも、こういうの（輸液に微量の薬剤を注入している姿）もちゃんと見てほしいですよね。私たちはこうやって注射薬つくるにも、いつも倍以上の神経を使っている。ICUとかNICUももちろんしていますけど、こういうこと（何十名もの緻密な薬液管理）を一度にする一般病棟ってないと思う。毎日経験してみないと絶対にわからないと思う。どれだけ神経使って大変かって。

　実際の1日の流れは、子どもとの関係から看護師の計画通りに進まないことがよくある。例えば、離乳食や食事の介助では、子どもの集中力が5分と続かず遊び始めてしまうので、看護師はあやしたり声をかけたりして気を向かせることに時間をかける。清拭や吸入を計画していても、看護師がベッド柵を下げた途端に、嫌がり泣き出してしまう子どももいる。その場合、すぐに予定を変更する看護師もいれば、なんとか計画通りに遂行しようとする看護師もいる。はじめの数分間、玩具であやしてみるものの、子どもが玩具を床へ投げてしまうと、そこであきらめて順番を変更する看護師もいた。

　吸入の場合、看護師が薬液入りの容器を口元へもっていった瞬間に、子どもが嫌がり手で払いのけて、薬液がこぼれてつくり直しになることもよくあった。そうした出来事の間、「まだ？」「先に使ってもいい？」と吸入器の順番を待つほかの看護師の姿も頻繁に観察された。また、身体を動かせる子どもの場合、点滴ルートが身体に巻きついたり、ルートを噛んだり、固定をうまくすり抜けて引っ張って抜いてしまったりするため、看護師はそのつど対応と対策に追われていた。

　検査も通常、スムーズには進まなかった。乳幼児の場合、安静にして検査を受けられないため、超音波検査や心電図検査なども睡眠導入剤を内服させて眠らせなければならないのだが、子どもの拒薬にあうことも少なくない。また、

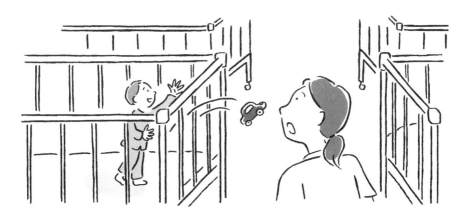

　子どもが眠らない場合には、「まだ（寝ないの）？」と、1日の検査の進行状況を
リーダー看護師から聞かれるので、抱っこをして背中をトントンと叩いたり、ミル
クをあげたり、移動用コットに乗せてゆりかごのように揺らしてなんとか寝かせ
てから検査室へ送り出す。

　しかし、検査室で覚醒してしまうと、「ちゃんと寝てから（検査室へ）おろしてく
ださい」と検査室からクレームが来たり、医師からは「看護師さーん、まだ寝な
いの？眠らせてよー」と催促されることもあり、これが1〜2時間繰り返された後、
受け持ちである中堅看護師が「私が泣きたい」と呟く姿も見受けられた。それで
も、子どもは「自分でできない」ところや、常に薬で眠るというリスクを背負って
検査をしているところが、大人とは異なる「たかが検査、されど検査」なのだと
話していた。

　この病棟では、もともと乳幼児と比べて学童の入院は少なかったが、看護師
の中には、学童は「理由を説明すれば待ってくれる」「ナースコールを押して看
護師を呼べる」ため、入院している学童に対して「どうしても大きい子には待っ
てもらってしまう」と、乳幼児を中心に病棟の1日が流れてしまうことを申し訳な
く思う者もいた。

　このような日勤の様子を、「あっという間に過ぎていく」と病棟の看護師は
表現していた。そして、新人や若手看護師は「分刻みの流れ」のある日勤で
は、いかに手際よく業務をこなすかが看護のポイントだと話していた。第II章3
(p.16)で述べたような機器類や道具の使用もまた、その配置や看護師の準備状

況を超えて、日々の実践を大きく左右していた。つまり、看護師の綿密な1日の計画はその日の活動を方向づけるリソースに過ぎず、実際の動きは周辺の環境をいち早く把握し、うまく用いながら、状況に応じてそのつど構成されていた。

■■■ 2　成長する子どもを対象とする看護

　病棟内には発達途上にいる子どもが集団で入院しているので、看護師の動きには1日の「分刻み」の業務の流れとは別に、成長発達に伴う出来事が日々起こり、対応を余儀なくされていた。子どもには日々発達上の変化が起こるため、前回とまったく同じ状況が起こる頻度は少なく、これまでの方法が通用しないこともしばしばであった。

　例えば、つい先日まで絵本のページをめくることができなかった子どもが、ある日、絵本を楽しそうにビリビリに破いて遊んでいたことがあった。看護師は「あーあ」と微笑みながら、ビリビリになったページを拾い集めてセロハンテープでつなぎ合わせていた。別の日、看護師か、医師か、家族が、サークルベッドの一角に掛けていた排尿管理用紙の板を子どもの手の届く位置に、ついうっかりと掛けてしまったことがあった。そのときにも、子どもは楽しそうに、排尿管理用紙をビリビリに破いて遊んでいた。看護師は、今度は「しまった」と苦笑しながら、排尿管理用紙を拾い集めてセロハンテープでつなぎ合わせていた。そして、"紙を破けるようになった（指先が発達した）ので、子どもの手の届く範囲に物を置かないように"と申し送っていた。

　日々の発達の変化を知ることは、低年齢であればあるほど、子どもの安全を保護するうえで重要なことでもあった。4日ぶりの日勤勤務で部屋に入ったある中堅看護師は、数日前まで寝返りができなかった乳児が腹這いになっているのをみかけた。腹這いになっていても手が浮いているので、寝返りができる途中であることに気づき、「あなたはできるようになったの？　でもまだ手が浮いているわね。戻ることができるの？」と声をかけた後、その乳児を抱いて仰向けに戻した。しかし、乳児はすぐにまた腹這いになり、笑顔をみせて喜んでいた。

　寝返りができる途中である場合、自力で仰向けに戻ることができないための危険があった。2〜3分ほどすると、その乳児は仰向けに戻れず、ベッドに

顔をうずめたまま泣き出した。隣の部屋にいた看護師がすぐに気づき、部屋へ戻って仰向けに戻したが、その後も戻してはまた寝返るということを繰り返し、目を離せない状況になっていった。このような日々の中、「家族が心配しないように」と、面会前には特に時間をかけてベッドサイドを見回る看護師もいた。

　あるベテラン看護師が1歳児の経管栄養チューブの固定に苦慮していた。

> この子、ちょっと前まで腹筋がついていなかったときはこの方法でよかったんですけれど、今は腹筋がついてきて、ファーラー位では上に起き上がろうとしてだめみたいなんです。

　この看護師は、子どもが今どのくらいまで手や指を動かせるのか、身体機能が成長発達しているのか、他の勤務帯ではどんな様子なのかと、情報を集めようとして看護記録に目を通した。しかし、ほしい情報はみつからないようだった。看護師は危険の回避も必要であるが、同時に発達を阻害しないようにする工夫も大切なのだと語っていた。

　子どもが成長発達し変化する存在であることを、小児病棟の看護の難しさだと語る看護師もいれば、看護師にとって「成長をみる喜び」であり、「いい意味での困り」でもあると語る者もいた。

　次のような場面も観察された。ある日の準夜勤帯、看護師が倉庫の奥の戸棚から古い"おぶい紐"を探し出してきた。そして、看護師は泣き続ける心疾患の乳児に「なぜ泣いているの?」と声をかけながら、チアノーゼを起こさないようにと、子どもをおぶい紐で背中におぶい、薬液補充などの雑務をこなし始めた。その出来事の一方で、同じ勤務帯の別の看護師は、食事や着脱を自分ではできないと訴える幼児に対して、昨日と今日、母親の面会がなく、さびしそうにしていたことを思い出して、そのときだけは特別に着脱を手伝った。看護師は子どもの苦痛やさびしさを受け止めつつ、自律心を育めるよう、その微妙なバランスを保ちながら対応したのだと言う。

　さらに、ある学童から「○○ちゃんへ。ぼくたちは、○○ちゃんとは、ぜっこうします」などと書かれた手紙の仲介を頼まれるなど、入院生活を通して生じる

子どもの社会性の発達課題にどう取り組むべきかと悩む看護師の姿もみられた。
　ベテラン看護師は次のように語っている。

> 年齢だけでは区切れないものがある。小さいから大きいまで。自分ではできないから、それを援助っていうか、成育医療っていう視点も必要になる。

　ある看護師は喧嘩をしている学童の間に入って互いの主張に耳を傾けていたが、隣の病室にいた乳児の酸素飽和度の低下を示すアラームが鳴っていたので、様子を見に病室を出ていった。すぐに学童からナースコールが鳴り、その看護師は再び喧嘩の仲裁に戻っていった。ところがそのとき、3歳児が走って病室から出たところ、廊下にいた別の5歳児の点滴スタンドにぶつかりそうになっている姿が病室のガラス越しに見えたのである。看護師はまた病室から慌てて出ていき、5歳児の点滴に問題がないかを確認し、3歳児には廊下は走らないよう注意した。このようにこの小児病棟には、それぞれに、変化の過程にある子どもが、同時期に患者として入院しており、様々な成長発達段階にいる子どもが集団生活を送っているのである。そこで生じる出来事へのかかわりすべてが、看護師の担うべき日常の看護活動の中に組み込まれていた。

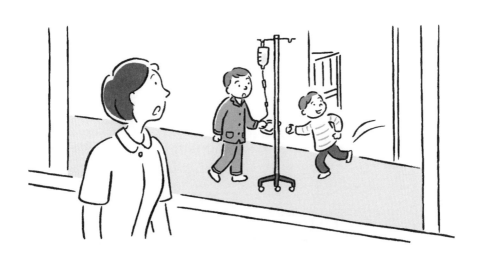

■■■■ 3　見た目ではわからない子どもの看護

●わかりにくい日常の実践

　看護師は「分刻み」で業務をこなす一方で、子どもへの対応に悩むことも
あった。特に入職初期は、処置時に子どもの泣き叫ぶ姿を見ることや、吸引の
ような痛い処置を自分が子どもにすることをつらく感じ、感情を動かされていた。

> 吸引するときに暴れる子が多い中で、私もいっしょに苦痛を感じてしまうんで
> す……。これ以上やったらかわいそうかな、とか。苦痛と、でも、やらなければ
> ならないことの間に挟まれて、どうしたらいいのだろうって悩む……。続けてや
> るのはかわいそうだから、もう少し後にしようかなと思うけれど、後でもいいの
> かどうかの判断も悩むし。

　そう話してくれたのは、入職して間もない新人看護師であった。また、ひと月
ほど前に成人病棟から異動してきたベテラン看護師も、次のように語っていた。

> イイとか、イヤとか言ってくれないから、やっていることが本当にこれでよいのか
> と悩みます。大人は言ってくれる。子どもはそれをわかってあげるのが難しくて。
> 子どもは好きなんだけれど、目の前でゼーゼーして苦しそうにしていると、どう
> してあげたらいいのだろうって頭の中が真っ白になってしまう。

　時に、オムツ交換をする際、泣いて拒否する子どもからお腹を蹴られる看護
師もいた。そうした子どもへの対応に悩んだり、困ったり、とまどったりしている
看護師に対し、小児看護の経験の長い看護師は、「これも慣れだから」と説明
したり、「よいと信じてやる」のだと言って励ましたりしていた。日々の実践にお
いて子どもから言語的な反応をもらえないことは、看護師自身の行為に対する
不確かさ、それによる無力感へとつながっていくこともあった。

　ある中堅看護師は次のように語った。

> 嫌だなって思っても、演技することがある。赤ちゃんには嫌な顔しないようにし

なきゃ。次はうまくしなきゃって。

　小児病棟では、看護師が数分でも子どもから目を離すと、その間に子どもが咳き込み、パジャマが汚れたり、泣いて着衣が汗で濡れたり、掛け物がずれてしまうことなどが日常的に頻発していた。そうした光景は、ぱっと見ただけでは周囲から誤解を受けることも常であった。看護師にとって「ちょっと目を離した間のこと」であっても、そこへちょうど面会に来た家族の目には、「ちゃんと看てもらえていない」と映り、不満につながることも少なくなかった。

　そのため、「誰もよかったと言ってくれないから、やりがいを感じにくいときがある」と語る看護師の中には、家族から直接非難されたことのある看護師、あるいは、非難されたと思い込んでしまっている看護師もいた。そうした自分の行為について誤解を受ける日々の繰り返しは、小児病棟の看護師にとって、やりがいの感じにくさに発展していくこともあった。

　ある日のことであった。家族から「着替えさせてもらっていない」と次の勤務帯の看護師へ不満を伝えられた看護師がいた。その看護師は、その日朝一番に子どもの入浴と更衣を済ませ、正午にもその子どもが泣いて汗をかいたため再度更衣を済ませていたのが、午後の面会前に泣いて、再び寝衣が汗ばんでいたことを思い出してハッとした。家族へは午前中にすでに入浴を済ませ、更衣も済ませたことを説明したが、その母親は同室の母親へも不満を口にしていたようであった。すると翌日、その看護師は家族が面会に来ると約束していた時間に焦点を合わせ、面会の直前に入浴と更衣をするという行動をとった。その日家族が「今日は着替えさせてもらえた」と別の看護師や家族に自分の評価を伝えていたことを聞いて、その看護師はホッとするような、苦笑しているようにも見える表情をして「フッ」と息を吐いた。

　この出来事について、その看護師は次のように語った。

だから、演じちゃうんです。仕事のときはあるべき理想っていうか、そういうのを崩しちゃいけないから疲れるときがある。ぱっと見もあるじゃないですか……。でも、母親がいないときなら……うまく演出しなくていいこともある。

子どもから言語的な反応を得られないことによって、看護師は日常業務の中でのぱっと見た目のわかりにくさと実際との間を埋めるための演出をしていた。

● 「わざ」の実践もわかりにくい?!

　わかりにくい日常において、「わざ」にまつわる実践もまた、ただ一瞥しただけではわかりにくく、誤解を生むことも多かった。というのも、「わざ」には子どもが泣いて呼吸が落ち着かない場合、少し時間をおいてタイミングが合う間をそこでじっと待つことも、身体を動かしながら調整に時間をかけることも含まれるのだが、こうした子どもの反応を見ながらまたやってみるという再帰的な実践の過程は、実際はやってうまくいかないということも組み込まれながら行為全体が調整されるという、試行錯誤的な性質をもっているからである。

　ところが、初めてその場面を見る人やよく知らない人がその行為の過程を見ると、場当たり的にやっているようにみえたり、あるいは、時間がかかっているようにみえてしまったりすることがあった。また、合うタイミングを計っている間に別の仕事を済ませようとする看護師もいたが、その姿は、うまくいかないので作業を途中で投げ出して、別の仕事に行ってしまったように誤解されることもあった。遠目で見ていた家族は、たとえベテラン看護師であっても「やるたびに、やり方が変わる」と言って師長に怒ったり、「うまくいったり、できなかったりして、子どもがかわいそう」「一生懸命やっていたみたいだけれど、うまくできなくて、どこかへ行ってしまった」と不満を言うこともあった。実際はそのような時間も、「わざ」としてのタイミングを合わせる必要な間であったり、看護師にとってもその間の感覚を習得するための貴重な時間であったりしていたが、家族からは誤解を受けていた。このように「わざ」の実践の意図や正当性は言語化しにくいだけでなく、一瞥しただけではみえにくいのである。

　看護師同士もまた、実はベテランであれ、新人であれ、他の看護師がどういう意図で何をしているのか、具体的にはよくわからないと思っていた。次の語りは、教育担当の看護師と、プリセプターをしていた看護師のものである。

　結局、勤務中にやることとして求められていることは、先輩でも新人でもいっしょなんですよ。あとはどこまで深く考えているかっていうことの違いで……。で

もそれって見た目だけだと、結構わからないですよね。　　　　　（教育担当看護師）

新人さんがね、動けるけれど、どこまで工夫してどういう根拠で動いているかみ
えなくて……新人（技術）評価は入職6か月後にするんです……どこまで動ける
かを見るんですけど、質的なことは自己申告というか……ずっと横に付いてい
ない限りみえなくて……。　　　　　　　　　　　　　　　　（プリセプター）

　このように、看護師の行為には見た目ではわからない不確かさがあり、日々
の看護を正当に評価してもらうことはしばしば困難であった。そして、小児病棟
では「わざ」の本質的な部分、すなわち、身体感覚を研ぎ澄ましてタイミングを
合わせることや、感覚を習得する、すなわち「わざ」を学ぶ過程もまた、ただ一
瞥しただけではわかりにくいのである。

■■■■ 4　一人前の看護師として振る舞う理由

　小児病棟における看護の評価の不透明さは、家族との関係に加えて、看護
師関係、看護師としての評価にも影響を与えるものだった。例えば、食事が遅
れた理由を「さっきは食べたくなかった」と言う学童とは異なり、乳幼児の場合、
授乳の時間が遅れたのは子ども側の理由によるのか、それとも看護師側の理由
によるのか、傍目にはわからなかった。そのため、看護師同士の事後報告だけ
では、単に要領が悪く時間がかかったと疑われることもたびたびあった。

　ところが一方では、同僚から「一人前のメンバーとして看れる人」と認められ、
信頼されている看護師の場合には、業務遂行が遅れたりトラブルが起きても、
「○○さんなら、何か理由があったに違いない」と好意的に察してもらえてい
た。たとえ、次の勤務帯に仕事を残しても、責められることもなかった。子ども
と交わす笑い声が廊下に漏れ聞こえた一瞬でさえも、後輩の場合は「そんな余
裕があるのかしら？」と否定的にみられるが、その一方で、先輩の場合は、忙し
くても子どもの気持ちに添う「さすが小児科の看護師！」と称賛された。

　ところで、本質的に看護師間には公式のチームとは異なる次元の非公式な
助け合いがある。病棟の勤務は交代制勤務であり、基本的に研修期間を終

えれば、新人であっても1人で仕事をこなすことが求められ、そのようにシフトが組まれている。そのため、異動してきたばかりの看護師、後輩、特に新人は、自分の仕事を他の看護師にカバーしてもらう必要が出てくる。それは、カバーする看護師、特に先輩にとっては、自分の仕事の上に余分な仕事をこなすことになる。そのため、後輩は他の看護師に余計な負担をかけまいという思いを抱きながら、自分のせいで迷惑をかけているのではないか、迷惑だと思われているのではないかと気にかけていた。病棟で一人前に仕事をこなせるようになるまでは、その過程において、非公式な助け合いに伴う人間関係を円滑にしながら仕事を進めることが必要だった。

　子どもとじっくりかかわる時間を確保できるかどうかもまた、同僚からどのように信頼されているか、行為を好意的に理解してもらえるかにかかっていた。なぜなら、看護師が勤務中に一定の時間を確保するには、その間に生じる、頻繁に鳴るアラームやナースコールへの対応、吸引、道具の片づけなど、様々な「分刻み」の流れの中で行われる仕事の代行を誰かに頼まなければならないからであった。

　そのため、後輩の場合、周囲の人から自分の行動をネガティブに評価されないよう、先輩の全体的な行動の流れをつかんで邪魔にならないように行動しようとしたり、仕事を残さないように先輩が省略していることをまねたり、行為の質や意味はともかく、見た目を先輩と同じにする傾向があった。吸引の際、

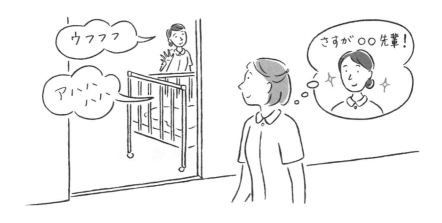

チューブを接続する手順や吸引圧のかけ方といった手技、頭部の支え方など、全体的な見た目の雰囲気が先輩と似ていれば、「やり方が違う」と見た目で非難されることが少なく、家族からも「人によってやり方が違う」と他の人と比べられて非難されることも少なかった。そのため、特に病棟内でリーダー的な先輩のやり方や継続されている方法を好んでまねていた。また、「わかってないと思われちゃうから」と心配して、悩んでいることを知られないようにしたり、質問しないように気を張ったりしていた。

　しかし、見た目で形だけを似せても、吸引におけるタイミングが合うという感覚や、判断のポイントや根拠といった行為の本質的な部分までは理解できなかった。しかも、そうした体験の積み重ねで習得してきた多くの技術について、先輩たち自身も、「自己流のやり方」だと言い、「やっていて怖いと思う」こともあると語った。周囲の評価にもかかわらず、確かな自信をもてないでいたのである。そのため先輩も、指導することを躊躇したり、後輩に気兼ねして注意することを避けたりすることがあった。

　例えば、子どもの身体にかけていたタオル1枚を取り除くにも、子どもの体温変動についての判断や根拠が必要になる。後輩がそのような行動をとっていた場合、先輩はその行動の根拠を確認するべきなのだが、「確認しはじめるときりがない」し、確認する場合も「疎まれないよう言い方に気をつける」というのである。真摯な対応のつもりでも、後輩に押しつけや高圧的な態度と受け取られ、疎まれてしまったら、むなしくなってしまうからである。

　直接新人指導にあたるプリセプター、教育担当の看護師も同様に、指導関係をつくる難しさを語っていた。ある教育担当の看護師は次のように語った。

「言われた」だけを強調されちゃう。内容じゃなく「○○さんにこう言われた」って。子どもの変化が早いから余計、一つひとつの細かい確認が必要だけど、いちいちうるさいって思われるんじゃないかな。そうなると嫌だから、仕方ないと割り切ることもある。

　また、自分も曖昧な知識を逆に質問されて、「後輩からできないって思われ

ると困る」と語り、そうならないよう気を張っていることもあった。

　ある看護師は「家族にとっては"看護師さん"なんですよね」と言った。たとえ1人の行為であっても、家族にはこの病棟の看護師集団の行為として評価されてしまうというのである。そのため、家族の前では後輩を指導しないよう気を配っていた。また、家族に対しては、新人や後輩の行う吸引のやり方の違いも、そのときばかりはその本人に成り代わって、家族が納得いくように説明する。通常であれば、どんな技術の習得も失敗から学ぶ経験が必要であるが、医療における失敗は基本的に許されない。看護師は常に自分の行った、あるいは、自分たちの行っている行為が専門職として有用であることを示すように振る舞わなければならないと信じていたのである。

　以上のように、この小児病棟において看護師は、看護師同士の人間関係を円滑にできるよう気を配りながら、業務を遂行していた。そして、同僚からは一人前の看護師として、また、家族からは専門職として、信頼されなければならないというプレッシャーに直面していた。そのような"教える−学ぶ"関係にある日々の看護実践の中で、同時に、看護師は「わざ」を学んでいくことになるのである。

2　看護師文化の中での公式情報伝達

■■■ 1　「わざ」情報と生物医学的情報

　看護師は新人であってもベテランであっても、対象となる子どものことを「あまりよく知らない」と思っていると、子どもがどのように反応するかが不安になり、行為することを躊躇していた。やってみてその行為がうまくいかなかった場合には、自分が「その子を知らない」ことがいちばんの理由だと考え、うまくいったのかどうかを判断できない場面では、「その子を知らない」ことが判断できない理由としてあげられていた。看護師にとって、患者である子どもを知っているということは、常に、看護するうえで重要なことであった。

　教育担当の看護師は、"その子を知る"前提に、子どもは1人ずつ違うということを知るのが重要であると語り、新人教育の中でもそのことを力説していた。

例えば、「ミルクの温度や種類、家での授乳の仕方……母親の好みでもあるけれど、家の方法と違うとミルクを飲まないことがある」と、子どもは小さくても好みがあることを説明したり、「この子は、もともと（まぶたが）二重だけど、体調が悪いとまぶたがもう少し腫れる感じがある」など、観察の手がかりとなるその子ならではの特徴があることを説明したりしていた。

呼吸状態についても、「"そのとき"の呼吸状態を判断するには、寝ているとき、起きているとき、座っているときなど、いろいろなパターンで呼吸音を聞いておかないと判断できない。体温計で熱を測ったり、呼吸数を数えたりするだけではなく、触って手に響く感触で知る方法もある」と説明していた。このような先輩の説明は、新人にとって"その子を知る多様な"知り方を学ぶことにもなった。それもまた、「わざ」を学ぶ過程の1つであった。

ある若手看護師は、次のように語っていた。

> 夜勤は、授乳回数が多い子だと自分1人で1人の子に3回続けて授乳することになる。そうするとみえてくるんですよね。こっちの向きだといいとか、こっちの向きが好きなんだとか……この角度がいいとか、タイミングとか……やっぱり長い時間続けて見ているとわかることがある。……傾向とか、ちょっとした塩梅みたいなもの……。

このような細かな情報が、「その子に合ったやり方」につながることを、看護師は体験を通して知っていくようであった。"子どもを知る"とは、まさにこうした子どもの特徴や「ちょっとした塩梅」を知ることであり、子どもの生活や疾患の理解に支えられているものであった。本書ではこうした「わざ」に埋め込まれた情報を「わざ」情報[※2]と呼ぶ。

ここでは、生物医学的情報と区別した表現を用いて、あえて"「わざ」情報"と定義したが、これは「わざ」にかかわる情報全般を指すもので、生物医学的情報に属さないものという分類ではない。生物医学的情報には、主にいわゆるデータ（検査値、バイタルサインズなど）も含まれる。

日々の実践を観察していると、「わざ」情報は概ね**表2**のように整理でき

[表2]「わざ」情報の内容の例

①子どもの疾患・症状などに関する情報	五感を使って知り得たバイタルサインズや症状、反応、道具を使用した際の手応えなども含まれる
②発達に関する情報	身体能力(手指、上下肢、寝返り、座位など)、体格・体力、性格(泣き方も含む)、気分(特に表現の仕方;例えば、さびしいときの泣き方、痛いときの泣き方、行動)など
③生活に関する情報	睡眠パターン、生活習慣(遊び、食事時間、玩具の使用)、食事(摂取量、飲む量、食べ方、飲み方;例えば、ゲップをするとよく飲むなど)、好き嫌い(遊び、あやされ方、体勢、枕の位置、首や額の角度・位置)など
④家族に関する情報	親の育児観(入院生活への希望;例えば、使用したい石鹸、パジャマ、親の好きな玩具、ベッドサイドに絵や写真を貼って大切にしているなど)、性格・不安、理解(医療、病状など)
⑤道具に関する情報	癖、使いやすさ、子どもとの相性など

た。看護師が五感を使って知り得た〔子どもの疾患・症状などに関する情報〕や、"手指でモノをつかめるようになった"といった〔発達に関する情報〕、また、いつもの睡眠パターンなどの〔生活に関する情報〕や、親がこうありたいと望む育児観や子どもの病状をどのように理解しているかなどの〔家族に関する情報〕、そして、「わざ」において使用される道具が子どもに合うかどうかといった〔道具に関する情報〕も重要な「わざ」情報の1つであった。

　この病棟では、生物医学的情報が看護において主たる情報とみなされており、看護活動にかかわる日常的な情報全般はそれに付随するプラスαの情報とみなされる傾向にあった。

　しかし、プラスαとみなされている情報も、特定の状況下においては「わざ」を生み出す主たる情報になることが観察された。すでに第Ⅲ章で示してきたように、具体的な状況や場面によって、「わざ」情報の重要度が異なっていくのである。

***

❖2──野中・紺野[1]は『知識創造理論』の中で、情報、知識などの用語を区分して用いている。一般的な区分として、データを「記号、数値」、情報を「データから構成された意味や意義」、知識を「そうした情報を認識し行動に至らしめる秩序」としているが、知識と情報の境界については、特に、知識を「ある特定の立場、見かた、意図を反映し、目的をもった行為にかかるものである」と区分している[2]。本論でも、データ、情報、知識についてはこの区分を参考にしている。

例えば、普段行ってきたやり方では通用しなくなるような、「私たちの中の常識が通用しない」栄養カテーテル挿入の場面においては、「顎をちょっと上げる」といった子どもにとって安楽な顎の微妙な角度についての〔生活に関する情報〕の重要度が増していく。また、p.24で述べたように、吸引カテーテルはどれも細くて軟らかいが、やり直しをすると先っぽにちょっと癖がつく。このような〔道具に関する情報〕は通常であれば特別視されないが、「私たちの中の常識が通用しない」吸引の場面においては、看護師が道具を通して自身の手に伝わる感覚をとらえるうえで重要な情報になっていた。普段は単なるプラスαの情報であったとしても、「わざ」にとって主たる情報になっている。このように「わざ」情報には、①重要な度合いがある、②特別視されない情報が「わざ」とつながって特別な情報になる(重要な度合いが移る)可能性がある、という特徴がある。

看護師はこうした「わざ」情報を患者情報の1つとして必要としていた。しかし、いつ、どのような場面で必要になるのか、「わざ」情報と「わざ」とのつながりについては、通常はあまり意識されていなかった。看護師もよくわからないと語っていた。まさに、「わざ」情報は、日常の中に埋め込まれている情報なのである。

■■■■ 2　暗黙のルール

病棟内では、看護師が必要とする患者情報を伝える公式な手段として、主に申し送りと看護記録が用いられていた。その公式な申し送りや記録には、暗黙のルールが存在していた。その中でも3つの暗黙のルール、〈生命の観察〉〈「素人」から専門職へ〉〈感じたことの価値〉をここで紹介する。

❶生命の観察

看護師は、申し送りや看護記録は「看護にとって重要なことや必要なことを伝えるもの」だと口をそろえて言う。中でも、この病棟の看護にとって最も重要なのは「生命の観察」に関する情報だと考えられていた。

「生命の観察」とは、生命にかかわる情報であり、自ら言語で訴えられない子どもにとって異常の早期発見につながっていた。それは、バイタルサインズや症状変化、吸引での分泌物の性状や量、ドレーンからの流出状況、傷口の

発赤が何ミリといった、生物医学的な情報である。看護師間では、もっている情報量の多い人が「努力している人」「よく勉強している人」だと評価されていた。医師も、自分たちのカルテよりも詳しく疾病状況を把握できることがある看護記録を頼りにしていた。そして、誰が記録したのかということも重視していた。「生命の観察」に関する情報は、単なる情報を超えて、看護師と医師との信頼関係をつなぐものでもあった。

❷「素人」から専門職へ

　申し送りでは、新人が先輩から「素人じゃないんだからちゃんと言って」と言われ、発熱を「熱発」と言い換えたり、鼻水を「鼻汁（びじゅう）」と言い換えたりすることがあった。また、後輩がカンファレンスで「プヨプヨ」と触感を表現したときには、「専門用語で言って」と先輩から注意を受けることもあった。

　そうした日々の積み重ねによって、新人は実際にそれが正しい学術用語であるかどうかにかかわりなく、看護師としてふさわしいとされる表現を学び、専門用語とみなされる表現は一般用語と区別されるのだという価値観を学んでいくのであった。

❸感じたことの価値

　ある日、院内で看護部主催の「語り合う会」が開催された。複数の病棟の中堅看護師を対象にした、看護観や死について自由に語り合うという会であった。小児病棟からも"日頃の看護場面で感じたことを語ることが大切"と事前に師長から説明を受けて、複数名が参加した。しかし、その語り合う会の間、参加者は「この程度でしかない」「そのレベルなんです」と、自分の感じていることは理論に基づいたものではなく、体験レベルでしかないのだと互いに卑下しあっていた。会を終えた後にも、日頃の実践は体験だけだと自信なさげに語っていた。

> 私の看護観は日々の中で感じたことだから立派じゃない。専門的じゃない。看護観っていったらナイチンゲールのなんとかでしょ。今は本を読む時間もない。
>
> （中堅看護師）

　参加した看護師たちは、ナイチンゲールのような看護理論家の看護観につい

て語ることのほうが、日々の実践を通して感じたことや気になったことを語ることよりも、レベルが高いと思っていた。同様に、病棟内では中堅看護師だけでなく、ベテラン看護師であっても、看護の専門用語とみなされる表現や学術用語で語られる知識のほうが、体験を通して身体で学んだ知識よりも専門知識として価値があるとみなす傾向にあった。

■■■■ 3 「わざ」情報と申し送りの中のルール

「わざ」情報と3つの暗黙のルールは、申し送りの中でどのように関係しているのだろうか。

病棟ではある乳児の授乳について、呼吸状態をみながら『経口摂取が困難な場合には、経管栄養を併用する』といった計画が立案されたことがあった。申し送りではどの看護師も、「呼吸状態に合わせて経口（摂取）から経管栄養にしました」「今日ははじめから呼吸が落ち着かなかったので経管にしました」と伝えていた。具体的にそのときどのような状況で呼吸状態が整わなかったのかという情報は、申し送りや看護記録では具体的に伝えられなかった。

しかし、実際の場面を観察していると、はじめから単に呼吸状態が落ち着かないというよりも、看護師と子どもとの間に様々な状況が生じた結果であるようだった。例えば、看護師が支えたときの子どもの首の位置が安定せず、結果として、授乳の最初の段階から呼吸が安定しなかったり、咳き込みと呼吸のタイミングがうまく合わずに呼吸が安定しなかったりするのである。この状況で看護師は「難しい」と感じ、ほかのみんなは具体的にどうやっているのか、「いつものこの子はどうなのか」「どういう向きが好きか」と、まさに「わざ」情報をほしいと思うようであった。

しかし、申し送りの場面になると、子どもの呼吸上の問題として伝えられてしまい、どうすればうまく経口摂取できるかという「わざ」情報に関する議論にはならなかった。普段よりも呼吸や子どもの首の位置が安定し、経口摂取量も多かった日でさえも、「今日は結構飲めました」とだけ申し送られた。子どもを支える首の位置を申し送らなかった理由について、ある中堅看護師は次のように語った。

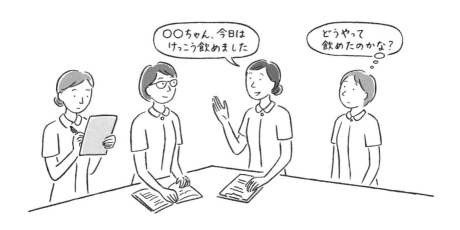

わざわざ伝えなくてもいいかなって思う……生活の知恵って感じ……。"こういうふうに工夫したらこうだよ"くらいなもので……。生活のレベルとしか、みんなもとらえていないかも。記録するほどのことでもないっていうか……。

　この看護師は、授乳の際の子どもを支える首の位置について、日常での「ちょっとしたこと」と考えて、「たいした情報ではない」と語るのである。さらに、こうした情報を看護記録に残さないことについては、「自分は必要かなと思ったけれど、みんなが残さない。なので、なんとなく書いたらいけないかなと思って」と言う。看護師間では、そうした情報を得ることができないのは、時に、「感性がないから」と、看護師の資質のせいにされることもあった。そして、このような「わざ」情報は、「基本的に子どもと接する時間があれば誰でも知ることができる」「心のゆとりがあれば誰でも得ることができる」、単に「日々の中で感じたこと」として扱われていた。
　また、別の中堅看護師は、「前に記録に残したことがあったけれど、右にならえにならなかった。1人で浮いちゃった」と語った。自分に続いて記録する人がいなかったのは、その情報に対する周囲の評価であり、自分に対する評価でもあると考え、記録に残すのをやめたと言う。このように、何を申し送り、何を申し送らないのか、何を記録に残し、何を残さないのかは、その病棟の習慣や周囲の反応によって決まっていた。

ベテラン看護師の中には、意図して申し送った内容について、その内容がほかの人に伝わっているか、あるいは、ほかの人が新たな情報を追加してくれているかを気にして、後日、様子を尋ねたり、時間があるときに看護記録を読み返したりする者もいた。その際には、何気なさを装って、相手に「チェックされている」と思われないように気遣いながら、確認していた。いずれの場合にせよ、システマティックに情報を共有したり、確認したりする動きにはなりにくかった。この小児病棟の公式な情報伝達手段である申し送りや看護記録では、「わざ」情報は伝達されにくいようにみえた。

　以上、第Ⅳ章では小児病棟の「わざ」を取り巻く実践について、看護師文化の視点からみてきた。これまでみてきたことは、次章以降に続く、「わざ」の伝達という看護師間の相互行為を理解するうえでの重要な前提となるのである。

〈引用文献〉
1）────野中郁次郎, 紺野 登：知識経営のすすめ──ナレッジマネジメントとその時代, ちくま書房, 1999.
2）────野中郁次郎, 竹内弘高（梅本勝博 訳）：知識創造企業, p.85, 東洋経済新報社, 1996.

V

「わざ」を伝達する過程

「わざ」はどのように伝達されるのか。これまで「わざ」はこの病棟内では公式には伝達されにくいことを記述してきた。ところが、その公式の伝達の場とつながりをもちながらも、それとは異なる「わざ」を伝達する実践が並行して展開されていることがみえてきた。

　ここでは、これまでの章で取り上げた語りも織り交ぜながら記述する。その語りの伝達という視点から、改めて眺めていただきたい。

1　4つの局面

　看護師は「わざ」は伝えることができない、教えるものでもないと語っていた。しかし、一般的な伝達の場、すなわち、公式の技術教育場面、申し送りや看護記録には明示的には登場しないが、1日の看護師間の交流を病棟全体から眺めてみると、さまざまな場面に「わざ」が存在し、伝達されていた。

　「わざ」の伝達には、4つの局面[表3]があった。ここでは各局面について具体的に説明する。

■■■■■ 1　第1局面：問題感覚と関心の意識
　「わざ」は看護師がある特定の技術に対して、問題感覚と関心をもつことから生まれていた。それは、看護師自らの実践での気がかり、例えば、栄養カ

[表3]伝達の4つの局面

第1局面	問題感覚と関心の意識
第2局面	イメージ化によるアイディアの共有 ・実演 ・絵図 ・メタファー ・オノマトペ
第3局面	「わざ」を実践するためのヒントの獲得
第4局面	実践

テーテル挿入時に子どもの呼吸状態が落ち着かないことや、子どもを抱っこしたときに不安定な感覚を得たことから、「どこか合わない」「なんだか楽じゃない」という感覚をもつことが発端となっていた。これは違和感と言ってもよいだろう。時には、自らの実践だけでなく、自分よりうまい他の看護師のやり方を見て、感心することがきっかけになることもあった。

　そうした自他の実践から得た気がかりや違和感は、「ほかに何か（よい方法が）あるんじゃないか」という関心へとつながっていった。そして、さらにほかの人はどう思っているのか、どのように対処しているのだろうかという関心が芽生え、他者の実践が自分の能動的な関心事として視野に入ってくる。

　この看護師の抱く問題感覚と関心は、当然ながら各自の経験や知識、「わざ」の能力に応じたものであった。常に「ほかの人はどう思っているのか」を知りたいと思っている看護師の場合は、「自分はなんでも知りたいから、その場にいる」と、病室のガラスの壁を利用して同僚の看護場面をさりげなくのぞいたり、看護師が集まる場所に自ら参加しようとしたりして、積極的に行動を起こしてよりよい巧みな方法を探していた。

　さらに、偶然その場に居合わせて、ほかの看護師が「難しい」と話していたことを耳にして、それをきっかけにほかの人がどう思っているか、どう対処しているかに関心を向けて情報を共有しようとする姿も観察された。問題感覚と関心をもつきっかけとして、個人の意識の高さだけでなく、他者との交流の機会の豊富さも重要だった。

▰▰▰ 2　第2局面：イメージ化によるアイディアの共有

　第2局面では、言語化しにくい「わざ」をどのように具体的に表現できるのかということが重要なポイントとなる。看護師は自分の問題感覚と関心について、他の看護師も同様に気になっていることを知ると、自分の体験や関心事を具体的に表現して、同僚とアイディアを共有していた。

❶実演

　技術を伝えるには実演してみせるという方法がよく用いられる。しかし、実演を見ただけでは具体的な身体感覚を知ることはできなかった。それでも、看護

師は実演を見て、動きの形を知ることを通して、その状況をイメージ化させていた。

　看護師間で「排痰させることが難しい」といわれる武くんの吸引については、手技の書かれた絵図通りの方法で行えば、「たくさん引ける」と申し送られていた。しかし、その「たくさん」がどのような状態かということは、通常、申し送られなかった。そのため、自分の行った行為の結果が「たくさん」なのかどうか判断できず、「わからない」と言う看護師もいた。

　そのようなとき、直接「たくさん引ける」様子を見ることは、目標となる状況のイメージを具体化するのに有効のようであった。そのときのことを中堅看護師の前田さんは、オノマトペ[*1]を多用しながら、うれしそうに次のように語った。

> こうやったら（身体を動かす）ゴボッとしてね、ズズズッと引けたんです。感じがつかめた！

　また、実演では具体的な動きに説明が加わることもあった。そこでは、「肩に力が入る」「腰をぐっと入れる」といったように、外形的な動きについてというよりも、動きに伴う感覚について言及されていた。例えば、抱き方について「腰をぐっと入れる」と言われた看護師が、「なんか、自分がやると、手に重みがくるんです」と自ら体感したことを語り、「ああ、それはちゃんと腰が入っていないんだよ」などと、今度はその看護師が自分の試行錯誤の体験を使って説明し、実演に伴う感覚を共有しようとしていた。

　「わざ」は不可視性があり、形は見えるが、ただ見ただけでは意味を伴って見ることができない（p.35参照）。しかし、実演は目標となる状況をイメージ化させるのに役立っている。また、実演と共に隠喩が用いられることは、行為のタイミングが合ったことを見極める判断の助けになっていた。このように、看護師は実演を見て、より動きのイメージを膨らませ、互いの身体感覚のイメージを共有させていくことに役立てていた。

❷絵図

　病棟では申し送りと看護記録に並行して、時々、吸引方法などが絵図で示さ

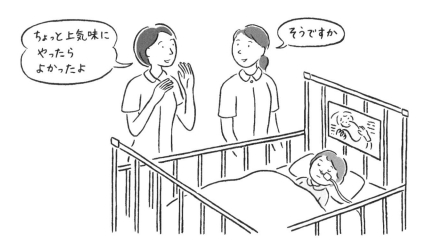

れ、ベッドサイドに貼られることがあった。ベッドサイドに貼られていれば、受け持ちであるかどうかにかかわらず、誰の目にもとまりやすく、吸引する人がその場で確認することができる。ベッドサイドの絵図には、"実施する人"に向けたメッセージが込められていた。

　看護師は自分のすぐ後の勤務に直結した内容でなければ、忙しいので見ることがなかった。また、もともと「絵に描けば伝わる」といわれており、うまく伝わらなくても、それは受け取る側の能力や意識の問題だと思われていた。実際には、常に変化している子どもの状況では、うまく利用できなくなることも少なくなかった。看護師のシフトが代わるので、経過を追えず効果を評価できなかったり、手順やポイントとなる部位が示されても、次の場面ではそのまま利用できなかったりしていた。子どものことをあまり知らない（と思っている）ために、動きや感覚を読み取ることができず、絵図の横に"←たくさん引けます！"とコメントがあっても、その"たくさん"がわからなくて活用されないこともあった。

❖1──オノマトペ（onomatopée）とは、もともとラテン語の表現であり、ランダムハウス英和大辞典（第2版）によれば、擬音（擬声）語、そのもの自体を連想させる響きをもつ語を用いる修辞法といった意味をもつ。この小児病棟では、臨床症状を理解する情報が包含されていたり認知や言語能力の発達途上にいる子どもとの共通言語として用いられたりするように、病棟の看護活動に深く根ざした独特な意味が包含されている。そのため、擬音（擬声）語という言葉だけではその意味を表現しきれないと考え、本書では、「わざ」の伝達において重要な意味をもった言葉であることを示すために使用している。

しかし、看護師間のやりとりを見ていると、中には、絵図通りの方法に加えて、「ちょっと上気味にやった」など、その時々の看護師の工夫や、「合うといい」とやってみた感想が交えて語られることがあった。さらにそのやりとりを見ていくと、絵図で示されることの効果は、絵図の方法そのものが正確に伝わるということよりも、そこから対話が生まれ、常に変化する状況下での異なる体験を共有しあうことにあるようにみえた。

❸メタファー

　看護師は、身体の動きを「ここをこうする」と曖昧に説明する代わりに、しばしば比喩を用いることがあった。例えば、カテーテル挿入時の手の動きについて、「弧を描くように」と説明したり、手先の感覚について、「○○のような感触があるときに、スッと入る」「"プラスティックのようなもの"に触れる」と表現したりしながら、自分の手や指で感じる感触や微妙な動きの力加減を伝えることによって、道具（カテーテル）の先端に意識を集中させて、まるで直接触れているかのような感覚を再現していた。

　こうした説明は、何センチ挿入し、どの狭窄部位で、カテーテルの先端を何度の角度に向けるという説明とは異なるため、正確さには欠けるものだった。しかし、その場にいた看護師たちは、「弧を描く」「プラスティック」がどのようなものであるか、時に、ジェスチャーを加えたり、それと似たような感触の別のプラスティック片を差し出して、「もう少しグミみたいな感じ」「そうそう」と確認しあったりして、正確にそれを知ろうとしていた。枕を子どもに見立てて、子どもを抱いたときの呼吸の楽な体位や様子について、「子どもが羽をフワッと広げたようにして寝ている」と直喩表現していたこともあった。また、子どもを抱いたときの自分の姿について、「（子どもの）イスになったり、影になったりする」というような隠喩表現が用いられることもあった。なぜ、そのような表現をしたのかと問うてみると、ある若手看護師は次のように語った。

> ……そういえば、なぜそうした言い方をしたんだろう……あまり意識していませんでした。みんなも言うし……たぶん……事実を言えないから……それに似たような状況を思い描いて、感じてもらいたいと思っていたのだと思います……。

❹オノマトペ

　看護師は「ゴホではなくコホッとした咳」といった擬音語や、「ニヤニヤ」といった擬態語――すなわちオノマトペ――を頻繁に用いることがあった。若手看護師の中には、看護師が用いる表現だけを取り上げて、「小児病棟の人って赤ちゃん言葉が多い」と言う者もいたが、そこには看護師の感じた感覚が表現されているだけではなく、子どもの臨床症状を理解するための、例えば、湿性咳嗽と乾性咳嗽とを分類する重要な情報も包含されていた。

　看護師はそうした擬音語を使用しながら「(勤務の)入りたては、吸引するとすぐゴホッとしていたけれど、さっきの吸引では喉あたりでコホッとしただけ」と、どのようなときにそうした擬音が聞かれたのか、擬音語の表現を変えて説明することで、子どもの身体状態の変化や状況を伝えようとしていた。

　病棟保育士の三木さんは、看護師が自分に対して医療的なことや子どもの状況について説明してくれるときには、「上の人ほど医学用語を使わず、日常の用語を使って話してくれる」と教えてくれた。三木さんの言う「日常の用語」とは、血圧測定を「モシモシする」と説明することや、"ギュー"などの擬音語や擬態語を用いることであった。モシモシは、この小児病棟の大半を占める乳幼児期の子どもたちにとっては、重要な理解可能な共通言語であった。また、「ギューってなる」と痛みの種類を表現することによって、看護師と子どもの間の意思疎通が図られる場面がしばしばみられた。三木さんはこの病棟の「日常の用語」は、子どもにとって医療状況を理解したり、子ども自身が自分に起きていることを伝えたりするのに役立っていると支持していた。

　看護師が家族の前でも血圧測定を"モシモシ"と「つい言ってしまう」のは、慣れ親しんでいるからこそだと三木さんは言う。成人病棟から異動してきたばかりの看護師や新人にはそうした表現が用いられていなかったことから、この病棟で使用されるオノマトペは、この病棟の看護師文化に溶け込んでいることを意味しており、まるで準専門用語といえるようなものであった。

▰▰▰ 3　第3局面：「わざ」を実践するためのヒントの獲得

　伝達過程の第3局面は、「わざ」を実践するためのヒントの獲得である。

第2局面で述べてきたように、メタファーを用いた表現は、「わざ」の言語
化しにくい身体の感覚を伝える助けになっていた。稚拙な表現とみられがち
なオノマトペであっても、そこには機能の本質や状況理解が組み込まれており、
「ゴボッて咳してズルッて引ける」のように、タイミングが合ったことを見極める
判断の助けになるものであった。看護師は自分の実践でのアイディアを、絵図や
メタファー、オノマトペなどを使って他者に表現していくようであった。

　しかし、第Ⅳ章でもみてきたように、この病棟の看護師文化においては、そう
した情報は申し送りや記録では公式にはうまく伝達されていかなかった。病棟
で認められる「専門用語」ではないために、時と場によってはその用語を使用す
ると先輩から叱られてしまうのである。安易に聞いたり質問したりすると逆に質
問を返されたり、未熟な看護師と評価されたりする心配があるので、自由に教
えを請うことが難しかった。

　では、いったい、どのような方法でメタファーやオノマトペが使用されるのか、
そして、「わざ」の情報がつながっていき、実践するためのヒントとなっていくの
だろうか。次の場面は、看護師が「わざ」の実践のヒントを獲得した場面を示し
ている。時間経過を追ってみていこう。

◯17時◯ ベテラン看護師の広田さんは7号室の前を通りながら、室内を見ている。足を
止め、寝ている武くんのベッドサイドへ行こうと病室に入っていった。同じ部屋にいた中堅
看護師の前田さんが、広田さんの隣へ近づいていく。

広田：今、（呼吸が）落ち着いてるね。

前田：さっき澤辺さん、すごかったですよ! 武くん、ゼコゼコしていて胸が陥没し
　　ていて。吸引したんですけど、胸にこうやって手を当ててやって。そうしたら
　　ゴボッて咳して引けました。タイミングが合って。その後、寝ています。

広田：あ、そうなんだ。（澤辺さんのやり方を）今度見てみようっと。

前田：そうなんですよ。

広田：なんかさ、こっち向き（顔が右に向いている）だと落ち着く感じするけど?

前田：首の角度、あるかも。澤辺さんも言っていましたけど。

　咳き込みあり、広田さんは胸に左手を当てながら吸引する。吸引後、再び胸に手を当て、

確認している。

広田：結構、刺激する？ 首はこんな感じ？

前田：いや、ちょっと刺激するって言われましたけれど、この間の桜井さんのちょっとは、私には結構強く感じたんです。だから気持ち控えめにしたら、ちょうどよかった。澤辺さんも、それほどではなかったですよ。ああ、首はそのくらいでしたよ。ちょっと上気味で。

　この場面は、先ほど、ベテラン看護師である澤辺さんの見事な「わざ」を目の当たりにした前田さんが、そのときの様子を広田さんに説明している場面である。ここでの前田さんは、別のある看護師（桜井さん）の「ちょっと」は、自分には「結構強く」感じたと言っている。だから「気持ち控えめ」にしたら、ちょうどよかったが澤辺さんもそれと同じくらいの強さだったというのだ。同僚が感じたであろう感覚を自分の感覚で解釈して、それをまた別の人へ伝えている。

　一方、その説明を聞いていた広田さんは、聞きながらその場で、「わざ」の詳細を確認しようとして、刺激はどのくらいするのか、首はこんな感じなのかと尋ねていた。

　さらに、広田さんの次の場面をみてみよう。

◖17時40分◗7号室の前を通りすがった広田さんは、武くんが泣いていることに気づき、病室へ入った。病室内にはその日の受け持ちである中堅看護師の園部さんが武くんのベッドサイド（左側）にいた。広田さんは酸素飽和度を示すモニターを見ながら、園部さんと向かい合わせになるようベッドの右側に近寄り、仰向けで寝ている武くんの胸の上にそっと左手を当てた。

広田：こうするといいかな。

　今度は顎を少し前に出すようにして下顎を支える。広田さんは同意を求めるというよりも、独り言のように言い、2人はモニターへ目を向ける。酸素濃度値が上昇する。

広田：あ、上がるね。

園部：あ、そうですね。

広田：胸も陥没してゼコゼコしちゃうみたい。泣いて。ん……胸をちょっと圧迫

すると（咳）出るらしいけど……<u>今は</u>それほどじゃないね。溜まってるって感じじゃないから……。

園部：（黙ってうなずきながら、見ている）

　武くんが咳き込み、今度は園部さんが胸に手を当て、そして、吸引する。

広田：あ、<u>確かに引ける</u>。こっち向きがいいみたいよね。さっき言っていたんだけど、この角度が好きなのかも、<u>やっぱり</u>。

　この場面での広田さんは、先ほどのやりとりで得た情報を、次の場面でさっそく役立てていた。そして、広田さんは、「確かに引ける」「やっぱり」と言うように、

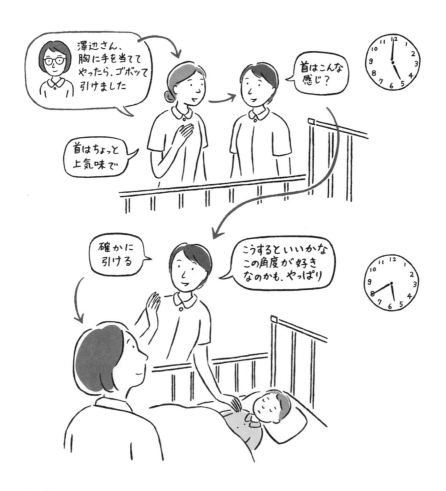

前田さんから得た首の角度や胸に手を当てるとよいという情報の効果を実践して確かめていた。それぞれの看護師による感覚のとらえ直しが行われていたのである。

こうしたやりとりは、p.66で述べた絵図をもとに実施した行為について、看護師が子どもの状況や手先の抵抗感などを表現しあう状況にも現れている。つまり、それぞれが自分の感じたことやアイディアを表現した情報は、それに対して質問したり、うなずいたりするような相互行為を通して、自分の不安や疑問にかかわる実践のヒントとして獲得されていき、つながっていく。

さらに、意外なところで実践のヒントを得る相互行為を観察することができた。次の場面は、スタッフの休憩室である「オフ室」での看護師間のやりとりである。

ベテラン看護師の広田さんと中堅看護師の菊池さんは、日勤を終え、「オフ室」で芸能人の話で盛り上がっていた。そこへ準夜勤の別の看護師が息を切らせて入ってきた。そして、「そういえば、隼人くんのお母さんって、（夜間）連絡とるときは、ここに電話するんだっけ?」とメモを見ながら尋ね、その答えを聞くや否や、電話をかけ始めた。

一方、そのひと言をきっかけに、広田さんが隼人くんの話を始めた（p.34参照）。隼人くんは筋緊張によって「経鼻的栄養カテーテルの挿入が難しい」と看護師間で言われている、障害をもつ幼児である。

広田：そうそう、隼人くんのマーゲンって入りにくいよね。身体が突っ張っているから。私、この間、休憩して（自分の）気持ちを落ち着けたら、うまく入ったの。

菊池：気持ちを落ち着ける?

広田：本当よ。だって、そうだったんだもん、本当にスーッとさ。

菊池：この間、私、急に新人にいっしょに見てほしいって言われて、マーゲンの挿入についたんですけどね。泣いてゼコゼコしていたから、入らないって思った。やっぱりうまくいかなかった。ああいう状態（泣いてゼコゼコ）だと、無理だから、ああいうときはだめだって言ったんです。

広田：そう。あの子、難しいよね。この間は私も子どもも（子どもも泣いてゼコゼコしている

状態が）落ち着いたところでやってみたの。そうしたら、本当にスーッと入ったのよ。

菊池：そういえば吉野さん（ベテラン）は、抱っこして入れたそうですけれど……。

広田：ん、どうなのかな？　私は、この間ね、落ち着いたところであの子の顔をね、こうやって（両手で頬を押して、ジェスチャーを見せる）、ムンクの叫びみたいっていうか、顎を引くようにしてこうやったの。

菊池：（うなずきながら）そうですよね。

広田：そう、難しいけど。そのほうが嚥下しやすいのかな……。

　ここで電話を終えた看護師が、「なんかさ〜」と別の話をしはじめて、この会話は途切れた。

　その後、なぜこうした話を切り出したのかと広田さんに聞いてみると、「ほかによさそうな方法はないかと常に考えていたので、もしかしたら内心、情報がほしかったのかもしれない、難しいんですよね」と語った。広田さんはもっといいやり方を探していたのであった。

　一方の菊池さんに聞いてみると、菊池さんは意外なことを語ってくれた。このときの会話から自分に役立つヒントを得ることができてよかった、と言うのだ。菊池さんは、抱きながら施行する吉野さんの方法がよいらしいと噂で聞いていたものの、抱きながらどう実践するのか、具体的な身体の使い方がわからなかったので、もし、挿入中に呼吸困難になったらどう対処したらよいのか不安だったという。そこへ、自分が不安だった吉野さんの抱く方法について、広田さんも「どうなのかな？」と同様に思っていることがわかった。さらには、別のやり方を実際に広田さんが「ムンク」と表現し、ジェスチャーで示してくれたのである。そのため、イメージがわいたし、思いがけずほしかった情報が得られたので、

純粋に聞いていました！　いいこと聞いたって思いましたよ。顔色を見ながらできるし、安全だと思った。あれなら私でもできる！

と喜んでいた。菊池さんにとって、単にやり方が噂で伝えられただけのときには、

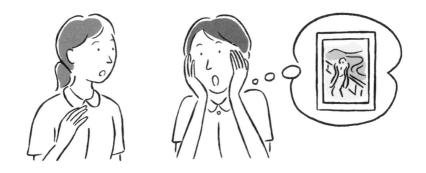

実践に役立つヒントにはならなかった。しかし、広田さんとの会話では、不安なのは自分だけではないという思いで仲間意識が芽生えたとともに、「ムンクみたい」に「顎を引く」といった具体的な動きを知ることができた。そして、突っ張るとき、ゼコゼコするときは難しいが、「気持ちを落ち着けた」らうまくいった、「スーッと」入ったというストーリーが語られることで、菊池さんにとってポイントとなる子どもの押さえ方やタイミング、力加減をイメージするためのヒントが生み出されたのである。

　この会話では、どんな状況で何があったのか、何をしたのかということに加えて、具体的にどのようにそれを成し遂げたのか、対処したのか、結果としてどのようなことが起こったのかというストーリー性のある成功例や失敗例が語られている。それによって、その場に参加した看護師は、次なる自分の実践へのヒントを得たことを実感している。

　この「オフ室」での看護師同士のおしゃべりは、偶然始まった会話であったり、話題が飛んだりしていたが、そこで疑問を投げかける、詳細をさらに掘り下げるなど、ざっくばらんなやりとりになっていた。その場で自由に質問できるかどうかがヒントを得る決め手となっているようであった。

　これを伝達過程の第3局面、すなわち「わざ」を実践するためのヒントの獲得という視点からみると、病棟内で日常的に自然発生する非公式な看護師間のおしゃべりは、まさにそうした局面を生み出す機会となっている可能性がある。本書ではそうした相互行為が展開される非公式なおしゃべりを雑談と呼ぶ。なお、“雑談”というとむだ話とみなされ、仕事中にすべきではないと思われがち

である。だが、ここではそうした意味で用いてはいない。あくまでも、看護師にとってとりとめのない日常的な会話に過ぎなかったという、観察者(私)からみた看護師の見かたである。本書では、日常のやりとりの意義を見出し、論じることが最も重要な点であるため、あえて看護師の見かたに沿った"雑談"という概念を用いた。

■■■■ 4 第4局面：実践

「わざ」は具体的な状況で、実際に実践してみなければ体得することができないという特徴がある。そこで、実際に実践することを第4局面とみる。次の事例は、「わざ」を実践するためのヒントを得た看護師が、それを参考にしながら実際に身体でとらえ直していく場面を示したものである。

ベテラン看護師の福島さんは、「わざ」をもつといわれていた広田さんから得た実践のヒントを手がかりに、自分で経鼻的栄養カテーテルを挿入したときのことを次のように語った。看護師間では、発達遅延のあるその幼児は、嚥下障害があるため、カテーテル挿入は難しいといわれていた。

> なんでその方法がよいかわからないけれど。「ちょっと寝かせて顔を横向きにしたら入った」と(広田さんが)言うから、この向きがゴックンしやすいのかと思って、ゆっくりあの子に合わせてやった。でもだめだった。だから、少しギャッジアップしてゆっくり入れて……そうしたら入ったんですよね。でも、たまたまなのか……何がどう難しいか、まだわからない部分がある。

この場面で福島さんは、まず同僚の言う「ちょっと寝かせて顔を横向き」にするやり方がなぜ成功したのかを自分の身体で理解しようとしている様子がうかがえる。しかし、それでは成功しなかったので、今度は自分で新たに工夫を加えていた。そうすることで挿入には成功したものの、自分の身体ではうまくいったと実感できずに、「まだわからない部分がある」と表現している。

この場面において、福島さんは「ゆっくりあの子に合わせてやった」というように、他の看護師のやり方を単に模倣しているわけでも、聞いたとおりに振る舞

うわけでもなく、それらをヒントに子どもの反応と合わせながら、自分の動きを加えているのである。具体的な状況の子どもと自分との身体を通した相互交流の中に、自分の実践における「わざ」の手がかりを得て、それによって「わざ」が生み出されようとしている。

2 繰り返される過程

　看護師が技術に対して問題感覚と関心をもつこと（第1局面）は、他の看護師とアイディアを共有する（第2局面）ための発端となる。看護師はアイディアを共有し、そこから自分の実践に役立つヒントを得て（第3局面）、実際に身体を動かし、その感覚を自分の身体でとらえ直すという実践を展開する（第4局面）。

　しかし、それだけではすぐに巧みな「わざ」を成立させることはできなかった。子どもの特徴と疾患に関する理解に基づく判断が必要とされる複雑な場面であればあるほど、一度の体験から得た知識だけでは「わざ」を広く通用させることができなかったのである。4つの局面が繰り返されることを通して「わざ」は伝達されていた。

　4つの局面の繰り返しとは、同僚とのアイディアの共有と自分の実践がループ状に繰り返されるものである。次のカテーテル挿入の事例は、それをよく示している。これは前に述べた例（p.68参照）であり、比喩表現を用いた表現が活用されていた。ここでは、看護師が悩み考えることを通して「わざ」を知っていく、"教える−学ぶ"在り方をみることができる。

　ある乳児は先天奇形をもつため排尿が困難で、導尿を必要としていたが、看護師間では「カテーテル挿入が難しい」といわれていた。何度も導尿に成功していた澤辺さんは「わざ」をもつといわれていたが、毎回一度でうまくいくわけではなかったため、自分では「もっとよい方法はないか」と思って探していた。

　ある日、澤辺さんは3人の後輩に道具（カテーテル）を挿入したときの手先の感覚を、「プチプチというプラスティックのようなものに触れる」と表現しながら実演

❖2──Wengerは著書『コミュニティ・オブ・プラクティス』[1]の中で、組織を活性化させる会話の1つとして雑談について論じている。

してみせた。そう説明を受けた看護師は、後に自分の実践を通して、「プチプチがみつかりました」とフィードバックしていた。「プチプチしない」と言う看護師に対して、澤辺さんは「それは違うかも」と答えていた。つまり、挿入がうまくいったか否かの判断の指標に、「プチプチ」が使われるようになっていたのである。うまくいかない場合でも、少なくともその子どもに関しては、「プチプチ」感は看護師間で共有された重要なヒントとなっていた。

　看護師たちはその感触を身体感覚の指標として思い描き、探していた。そして、手応えを体感したときに、「あれのことですね」と表現しあっていた。両者の「あれ」が同じかどうかはわからないが、比喩表現によって、相手の身体の中に同じような感覚があることを了解し、承認しあっていたのである。

　しかし、「プチプチ」がみつかったとしても、完遂できるわけではないようであった。「え？ じゃ、この間のアレでよかったってこと？」と言う看護師に対して、別の看護師が「アレって何？ うまくいったの？」と聞き返し、「それはわからない」と答えていたことがあった。この場面では、感じ取ったアレは共有されず、うまくいったかどうかもわからないままになった。一方で、「プチプチがみつかったので、すぐにできた。（子どもも）泣かなかった」「この間は顔をしかめていたけれど、今回はしかめないし、スムーズに挿入できた」と、その後の子どもの反応や行為の流れについて「スムーズ」という実感が語られていたことがある。そして、結果として、痛みや苦痛が軽減されたことを子どもの表情から読み取り、短時間で成果が得られたことが報告された。ここにおいて、その方法が子どもにとって確かによい方法だったと評価が定まり、認知されることになった。

　リアルに表現された身体感覚は、看護師にとって、自分が経験して身体で理解することによって初めて実感できるものだった。再び表現されるときには、看護師は「プチプチ」について、「思ったよりちょっとプチプチ感がない」など、表現をさらに膨らませ、より実感に近づけていた。この感覚を用いて「わざ」を自分のものにできた驚きと感動を、後に別の中堅看護師は次のように表現した。

ん！飲み込めた！

「わざ」は文字通り、身体を通して体得されていた。仲間との語りを通して「プチプチ」という1つの知識が共有され、それをヒントにそれぞれが実際に身体を動かし、その感覚を自分の身体でとらえ直すという実践が、繰り返し展開されている。すなわち、4つの局面を通した他の看護師との知識の共有と自分の実践がループ上に繰り返されているのである。

　この出来事を「わざ」の視点でみてみると、看護師の展開する実践は、看護師間の語り合いの中で伝えられる「わざ」に関する情報や実践に、微妙な留意点や修正点が加わり、改良されてつながっていっていた。つまり、それを観察者の視点でみると、集団の中で一連の過程を通して子どもにとってのよい方法が、そのつどの変化に応じて共同で改良されていくようにみえた。

〈引用文献〉

1）──── Wenger, E. et al. : Cultivating Communities of Practice : A Guide to Managing Knowledge, Harvard Business Review Press, 2002.
　　　　エティエンヌ・ウェンガーほか（櫻井祐子 訳）：コミュニティ・オブ・プラクティス─ナレッジ社会の新たな知識形態の実践, 翔泳社, 2002.

VI

伝達の場としての雑談

本章では、「わざ」の伝達過程における社会的相互行為について、とりわけ、前章で取り上げた、病棟内で日常的に自然発生する雑談(p.75)という場に焦点をあて、看護師のその場への参与の仕方、相互行為の特徴について検討する。

　本書では、雑談にみられる看護師間の相互行為の在りようを、"雑談という場"と呼んでいる。すなわち、単なる物理的空間や会話を意味するのではなく、互いに抱えている問題を知り合い、それについてざっくばらんに話し合うことができるという、看護師間の相互行為の在りようのことである。そこには、日常的に自然発生する非公式な看護師間のおしゃべりにみられるような、看護師集団の社会関係をみることができる。ここでは、雑談という場の実質を重視しているのである。

1 　雑談という場

■■■■ 1 　「かしこまらないでいい」場における会話

　ベテラン看護師の広田さんが、誰かに話かけているかのような、あるいは独り言のような口調で「由紀ちゃん、どうもうまく(吸引カテーテル)飲めないんだよね」と言いながらナースステーションへ入ってきた。すると、2〜3メートル先の処置台で薬剤の準備をしていた同年代の日勤看護師が「そうそう、刺激してもしないよね」と言い、するとすぐ横で同じく薬剤の準備をしていた若手看護師が「宮沢くんも、うまく咳しませんよね?」と言って顔を見合わせる。すぐに返事がなかったため、話は途切れて互いの仕事に戻った。

　しかし、次の瞬間、横のテーブルで看護記録を書いていた深夜看護師が突然、「あ、でも、さっきしましたよ。寝たか寝ないかって感じだからかな?」と手を止め、顔をあげて、宮沢くんの咳の話に加わった。記録を書いていた別の看護師が「でも、大輝ちゃんも咳して排痰するの難しいよね」と、すぐに別の話題に変えた。次の瞬間、「へぇ、そう?」「そうそう」「え? 寝たか寝ないかってどういう感じ?」「うん、そのときは……」と、また1つ前の話題に戻った。さらに、通りがかった看護師や薬剤の準備をしていた他の看護師が互いに手を止め、話を続けていった。

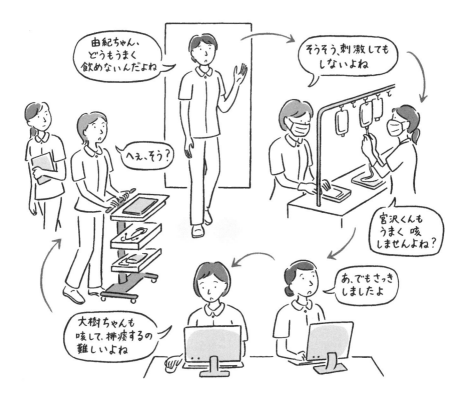

　このような、誰かが話し始めると誰かが応じ、第三者がまたそこから連想した話をして話題が移り変わっていくといったやりとりの光景は、日常的に観察された。そのやりとりは、ナースステーションや「オフ室」、ロッカールーム、通りすがり、時に、病室や処置室で始まることもあった。

　そこでの会話には、互いに関心を示した話題がなんでも取り上げられた。「あの子独特のぐずり」「右向きが好き」といった子どもの癖や特徴、好み、看護師が「ちょっとした塩梅」と言う、身体の動きの微細な特徴のような、極めて多岐にわたる「わざ」に関する情報が含まれた。このような会話を通して、看護師は問題感覚と関心を共有し、お互いの体験の中での自分の成功例や失敗例を語り合っていた。

　病室や処置室で子どもを目の前にして会話が始まることもあった。その場合は、看護師の身体の感覚の微細な調整、極めて変化しやすい子どもの反応に

ついて伝え合い、また、実演を通して五感やタイミングを伝え合うのに最適であった。

　しかし、看護師はそこでの会話を「私語」だと語り、たとえ乳児であっても本当は患者の前での私語はいけないことだと気にしていた。たいていは「勤務中にはできなかったけれど、夜勤が終わったから帰る前に（子どもと）遊んであげたいし、自分も癒されたい」と言い、面会のない子どものベッドサイドで子どもを抱いて、いっしょに遊んでから帰宅していた。そうしたとき、看護師同士の「わざ」をめぐる会話も活発に行われているようにみえた。

　看護師はこの「私語」で語られていた情報（研究者である私からみると「わざ」情報であるが）について、「ただ言っただけ。記録するほどのことでもない」と語っていた。また、次のようにも語っていた。

え？ そんな話、していましたっけ？　　　　　　　　　（ベテラン看護師）

勤務中に聞くと何かかしこまっちゃうし、“あなたはどうやっていたの？”って聞かれると困る。答えられない。だから、そうじゃない場所でさりげなく聞いてみようって思った。緊張っていうか、かしこまらないでいいじゃないですか（笑）。

　　　　　　　　　　　　　　　　　　　　　　　　　　（中堅看護師）

　ナースステーションでのやりとりは勤務時間内のことである。つまり、看護師のいう「勤務中」か「そうじゃない場所」かは、単に勤務時間内か、外かを指すものではないようであった。看護師にとって、“かしこまっちゃう”場所か“かしこまらないでいい”場所かなのである。また、第Ⅳ章でも取り上げたように、身体感覚を表すオノマトペは、カンファレンスの場では「専門用語で言って」と先輩から注意を受けてしまうので、時と場を選ばないと「まずい」と語られていた。まさに、“かしこまっちゃう”場所は、看護師にとって自由に話しては「まずい」場のようでもあった。

　看護師にとって、「わざ」情報につながる病棟内での「噂」も重要だった。ある看護師は噂が流れないときには「えっ！ と言われないようにさりげなく聞くん

です。聞き方の工夫が肝心！」と語り、周囲を見回して、何かの話のついでのようにみせて、さりげなく、かつ、注意深く聞くのだと語っていた。さらには、「耳をダンボにする」ように耳を大きくして、注意深く、病棟内の「おしゃべり」に耳を傾けるのだとこっそり教えてくれる看護師もいた。たとえ5年目の看護師であっても、8年目の看護師に対してそうしたことをすることもあった。意図していても、そう悟られないように振る舞うのだ。

　こうした日常的なおしゃべりは、看護師にとって常に神経を集中させるものでも、常に意図して利用するものでもなかったが、技術の「気になること」がある場合、「私語」で交わされる内容は単なる「私語」ではなく、「わざ」情報としての重要な意味をもっている可能性があった。「そんな話、していましたっけ？」と忘れられたり、「記録するほどのことでもない」と語られたりしていたが、単なるおしゃべりとは区別される「わざ」についての意味あるやりとりが確かに交わされていた。

■■■■ 2 「日常的によくある」という無意図的な教え

　2号室の前を偶然通りかかった中堅看護師の前田さんは、真弓ちゃんのサチュレーションモニターのアラームが鳴っているのに気づき、その病室へ入って真弓ちゃんの吸引をした。その後、前田さんは別の仕事に追われていたが、しばらくして偶然ナースステーションの入り口で、2号室を受け持っているベテラン看護師の澤辺さんとすれ違った。前田さんは澤辺さんに声をかけた。

前田：あ、そうそう、さっき、真弓ちゃんがゼコゼコして落ち着かなかったので、吸引しておきました。でも、あまり見た感じほど引けないんですよね。……こんな感じかなってところでしたけれど。

澤辺：ああ、あの子ね、胸に手を当てて、こうやりながら引くと（手で円を描くように回しながら、加圧するようなジェスチャーを見せる）、やっていて気持ちいいくらいズルズルズル、ゴォッッと引けるんだよね。

前田：あ、そうなんですか？

澤辺：そう、（胸に手を当てる方法）結構いいよ。

そう言うと2人はまたすぐにそれぞれの仕事に戻った。1時間ほどして、また前田さんが真弓ちゃんの吸引をしていた。傍に寄ると、胸に手を当て加圧するように吸引しているのがわかった。そこへ通りすがりの澤辺さんが病室に入ってきて、この場に加わった。

> 澤辺：どう? そうやると引けない?
> 前田：ズルズルこないんです……。
> 澤辺：どれどれ。（実演する。するとズルズル引ける）
> 前田：あ、すごい!

　この2人のやりとりを俯瞰してみよう。まず、ナースステーション入り口の会話で、澤辺さんは「ズルズルズル、ゴォッッ」と引けるやり方があること、そうすると「気持ちいい」ほど痰を引けることを語っていた。すると、1時間後、病室で前田さんが「ズルズルこないんです」と表現しているように、「ズルズルズル、ゴォッッ」を目指してやってみたことがわかる。

　つまり、最初の会話では「わざ」に関する「ズルズルズル、ゴォッッ」が実践のヒントとして共有された。そして、前田さんは、自分の身体でその感覚をとらえ直そうとした。しかし、すぐに巧みな「わざ」を成立させることはできなかった。そこへ、たまたまやってきた先輩看護師の実演をみることができた。実践した自分の身体の中にはまだ、「わざ」をもつ看護師と同じ感覚が生まれていないことを、了解しあっている。

　ここでの2人の会話について、前田さんと澤辺さんはそれぞれ次のように語った。

> ちょうど聞けてラッキー。やったーって思った。　　　　　（中堅看護師　前田さん）

> 日常的によくあること。普通に会話してこうだよねって言い合うというか、ふと言っているだけ。全然（教える）意図なんてなかった。ああいうのって、本に書いてあることだけではない。経験で培ってきたものもあるし、その子によって、こうだとか、チューブをこうだとか。そういうのをどう教えるかって、改めて聞かれる

と困っちゃうけれど、さっきは何も考えていなかった。それにたいしたこと言ってないし。

（ベテラン看護師　澤辺さん）

　前田さんは澤辺さんをとても慕っていた。2人の関係は特に緊張するものではないと両者は言い、あくまで「日常的」な会話であり、前田さんは「聞けてラッキー」で、澤辺さんは「ふと言っているだけ」なのだと語った。また、両者共に、「わざ」を報告した、確認したとも意識していなかった。そうした緊張せずに、ふと言ったことを聞ける「ラッキー」な日常的な営みの場において、「わざ」の伝達にかかわる重要な知識が自由に語られ、共有されているのである。

2 「わざ」の習得と対人関係スキル

　看護師は日常の会話を通して、誰が何を知っているのか、その知識はどれほどの理解に基づいているのか、この人はどのような考えをもっているのか、誰と誰がどのような関係にあるのか、同僚からの評判はどうかなどの知識を得ていた。そして、誰が自分の話に耳を傾けてくれそうなのか、自分に役立つアドバイスを提供してくれそうか、自分の無知を見下さず不利にならない関係の中で疑問を解決してくれるかということを、推し量っていた。そのうえで、時に、看護師は「わざ」にかかわる疑問や質問を、意図して雑談的な雰囲気を利用して解決することがあった。次の語りはある中堅看護師によるものである。

知っていそうな先輩にターゲットを当てて、さりげなく聞こうとしたんです。でも、「えっ」「何言っているの?」って感じで返されちゃった。すぐに、この人は(自分が気になることについて)なんとも思っていないんだってわかったから、話を切って別の先輩に聞いたんです。次の人は「そうだよね」って私の話に食いついてくれたけれど、1回目に聞いた人がそこへ来ちゃって、その人の前で話すことになってしまった。だからまずいと思って、その場はすぐ話を流したんです。1回目の人のほうが2回目の人より、ほかの人から"できる人"って思われていたから、できない者同士で何かを話していると思われるのが嫌だったから(笑)。その場

は話を流してしまったんです。

　知りたいと思っていた看護師にとって、自分の関心事に共鳴してくれる仲間であるかどうかを見極めることが解決のためのポイントとなっている。しかし、それは「できない者同士」という評価と背中合わせであるため、その探り合いはあくまで非公式にさり気なくやらなければならなかった。

　「あの人に聞いても知らないと思うから」「あの人はこういう考えをもっているだろうから」と、よく話してくれる看護師らにその根拠を問うと、ベテラン看護師の中には即答する者もいたが、新人や中堅看護師はたいていの場合、「え？あれ？……そういえば、なぜだろう？深く考えたことがなかった」と答えた。数日して、あるいは数週間後に「考えてみたんですけれど、申し送りもそうだけれど、やっぱり日頃の会話かな。ちょっと話したときのですね……」と教えてくれた。中には、「でもそれって、本当は、日頃の会話は恐いってことですよね」と、日頃は意識していないで行っていることの重大性に気づいて、驚きを示した看護師もいた。

　看護師にとっては、日頃の会話は単なる会話にすぎず、そこで常に神経を集中させているわけでも、人物チェックをしているわけでもなかった。しかし、時に、そうした日頃の会話へ誰かが参加した途端、急に会話が止まったり、「オフ室」へは自ら参加しないと決めたりする看護師もいた。そうした場合には、意図されたことではなくてもその看護師だけが知らないことも出てきて、看護師としての日常の仕事に差し障りが出てくることもあった。

　つまり、「わざ」の伝達には、職場での日常的な人間関係のわざも必要だったのである。

3　雑談の応用

　これまでは様々な事例を取り上げながら、「わざ」の伝達過程の各局面について説明してきた。ここでは、繰り返される過程全体を概説する。なお、次の2つの事例は、雑談が成立しにくい条件のもとでも、雑談という場に特徴的な社会

関係を利用することによって、「わざ」を伝達できる可能性を示したものである。

　1歳半の弥生ちゃんは呼吸器疾患のため、人工呼吸器管理下で治療を受けていた。1か月ほど前から肺機能が低下し、重篤な時期を個室で過ごしていた。医療の方針は肺炎予防のための理学療法と、発熱などへの対症療法をすることであった。呼吸状態が不安定であったため、看護師間では弥生ちゃんの吸引は難しいといわれていた。

　そこで安全への配慮のため、看護師間では吸引時に2人の看護師が病室へ入るよう取り決められた。この取り決めは、後輩にとっては、"先輩に自分の行いを評価されてしまう"、緊張する看護場面になることを意味するものであった。

　ところが、日々、弥生ちゃんの病室で私も共に過ごさせてもらううちに、私は看護師の行為が変化していくことに気づいた。また、その変化は数日、数週間、1か月後にはさらに顕著なものとしてみられるようになった。

　ある日、吸引後に弥生ちゃんの酸素飽和度が低下した。その原因について、ベテラン看護師の広田さんと中堅看護師の佐山さんが二人一組になって、ベッドサイドで確認しあっていたことがあった。どのような状況でどう変化したのか、

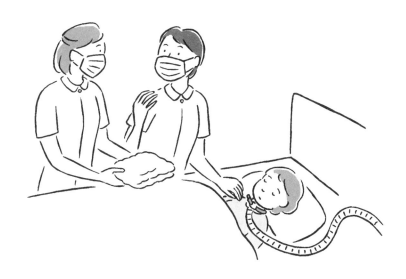

その内容を具体的に確認しあっていた。

　吸引時に2人の看護師が病室へ入るという取り決め前までは、弥生ちゃんの吸引に関する情報は途切れがちだった。だが、その日の2人は、弥生ちゃんのベッドサイドで、酸素飽和度が低下するのは「首の角度かな」という1つの見立てと、微妙な「右向きのこの角度」がよいという解決策が導き出されるまで、情報を出し合い、話し合っていた。そして2人は、柔らかいタオルを固定用に使用することを、次の勤務帯の看護師へ提案した。その後、それ以降の勤務帯でも看護師間で情報が伝わっていき、別の二人組の間では、さらにより適度な堅さのタオルを探し求める姿がみられるようになった。

　また、2人で弥生ちゃんに対する吸引をやるようになって、それぞれの看護師の身体の動きの微細な調整が可能になった。その間にタイミングを見極めて判断するための多くの情報も共有されるようになった。そのような看護師の変化は、看護師全体で子どもの理解が深まっていくような変化にみえた。その結果、たとえ若手看護師であっても、各自の能力に応じてそれぞれの吸引という行為が改良されていくように思われた。

　その後、弥生ちゃんは肺炎や他の合併症による呼吸状態の悪化を起こすことなく経過した。看護師間では看護の成果の一端が現れていると評価された。私には、この成果はそれぞれの看護師のもつ「わざ」に関する情報が、繰り返し統合されることによって1つの知識として共有され、深化しながら、さらに共有されるということが繰り返されていた結果のようにみえた。

　知識が共有され、各自の実践に生かされるようになったメカニズムは、次の若手看護師の語りから知ることができる。

> 弥生ちゃんの場合、みんな怖かったし、「どうしよう」と思いながらやっている。みんなどういうふうにしているんだろうって思いながら、その場で（ほかの人のやり方）見ていると思う。知りたいと思って必死だった。……そうでなければ、（普通だったら話を）流しちゃっているところもあるかも。

　看護師間では吸引の手技の難しさだけではなく、ちょっとした行為で様態が

変化することに対する不安も共有されていた。二人一組で吸引する取り組みが始まったときには、すでに自分の不安や悩みを隠さなくてよいという安心感を得たうえで、その場に参加していた。その場では、若手看護師であっても時間をかけることが許され、繰り返しやってみて試行錯誤しながら状況を判断することもできたのである。

　そのことは、弥生ちゃんの退院から3か月が経っても、多くの看護師が「あのときはみんなで1つになっていた」と語ることにも表れていた。あるベテラン看護師は、当時のことを次のように語った。

> 肺がきれいになった、取れたって、自分たちの行為の結果がみえると、それが動機づけになるっていうか、がんばろうって思うじゃないですか。みんなも（X線写真を見て）「あっ、きれいになった」って、喜びとして思っていたと思う。あのときは、みんなが1つの方向に向いていた気がしていた。

　先の広田さんと佐山さんのベッドサイド場面（p.89）において、微妙な「右向きのこの角度」が導き出されるまでは、一方が「首の角度かな」と投げかけると、他方が「もう少しこっちを向けたほうがいいですかね」と答え、さらに、「少し肩を上げてみようか」「顎ですかね」といったやりとりが展開されていた。先輩である広田さんが後輩である佐山さんへアイディアを提供することもあれば、広田さんにとって思いがけないアイディアが佐山さんから提案されることもあり、より子どもにとってよいと了解しあえる方法が探り合われているようだった。病室の中の2人の間では、議論するという雰囲気ではないが、積極的な会話が展開され、互いに気づいたことや感じたことをフィードバックしあって、じっくりと時間をかけて検討しているようにみえた。

　弥生ちゃんのプライマリ看護師でもあった広田さんは、そのときのやり取りについて、次のように語った。

> どんな状況でどう思ってやっているかを、できるだけみんなに知ってもらいたい。いつものこの子を、どれだけの状態（変化）をどれだけ広く（スタッフが）知っている

かが肝心。1人でがんばっても無理。全員がレベルアップしないと、結局は質が上がったことにならない。

広田さんはいつもプライマリ看護師として知っている情報を意図的に伝えたいと思っていたが、「（後輩は）『言われちゃった』ってなるから、（こちらが）相談しているように言う」と、後輩のプライドやがんばっている姿勢を傷つけないよう気遣い、やっていることを否定しないような言い方にしたいと考えていた。そして、後輩たちについては、「ちゃんと聞くと、結構いろいろ考えているんですよね」と信頼していた。

一方、後輩にあたる、ある看護師は、次のように語っていた。

あの方が声に出すのは「こう考えているんだよ」っていうのを教えたいと思ってやってくれている感じがするんです、いつもを見ているとね。ピシャって言われると、言われちゃったって緊張することもあるけど。でも、あの方に些細なことでも「こうしてみようか？」と聞かれると、子どもをよく見ているな、気づかなかったことを教わったって、実は勉強になる。

後輩はそう言いながらも、「こうしてみようか？」という問いかけに合わせて、深刻な雰囲気になりすぎないよう、さりげなく聞き返すのが重要だとも語っていた。ここでは互いにその会話に十分な時間と労力を使って、この場を学びの場としていることが見て取れる。つまり、看護師はさりげなく装ってはいるものの、まさに問題が起きている現場で互いに"教える−学ぶ"という作業を相互行為として展開することで、「わざ」を創造し伝達させていたのである。本書ではこのような相互行為を、創造的な雑談と呼ぼうと思う。

■■■ 2　雑談的申し送り

1歳8か月の裕也くんは、先天性疾患のため経鼻的栄養カテーテルを挿入していた。裕也くんの栄養カテーテル挿入では、X線透視下で挿入しなければならないほどの繊細な行為が必要とされていた。また、裕也くんは皮膚が弱く、

テープかぶれなどを起こしやすかったため、看護師が栄養カテーテルや点滴を固定するときにはいっそうの注意を払う必要があった。さらに、運動機能障害も持ち合わせていたため、裕也くんなりの発育状況を常に把握しながら固定を行う必要があった。このような、発達を妨げず、かつ、安全を確保するという2つの反する目的をもつケアは、小児病棟の看護師にとって、「いい意味での困り」であり、「難しい」といわれるものであった（p.47参照）。

　この頃、裕也くんの日々の発達は微細ながらも目覚しく、看護師が数日受け持ちを離れると、前の固定方法では対応しきれないという状況にあった。数日間で点滴ルートを指で摘むようになり、引っ張るようにもなって、あわや抜けてしまいそうになる出来事が頻発していた。申し送りでは「管理を徹底してください」と伝えられたり、看護記録では「自分で抜いてしまうので注意」と注目すべき項目としてあげられたりしていたが、インシデントに近い状況が続いて起きてしまっていた。

　ところが、ある時点から事態が動き出した。それまでは申し送りや看護記録だけでは新たな方法につながる情報は伝えられていかなかったが、看護師間で情報が共有されはじめ、それぞれの看護師の行為にも変化がみられるようになったのである。そのきっかけは、プライマリ看護師である若手看護師が、ベテラン看護師の広田さんのアドバイスを受け、看護記録に情報提供を求める記録を残したことであった。

　プライマリ看護師（若手看護師）は看護記録に「体交や清拭などどんな場面でも構わないので、気をつけたこと、本人の動き、発達で気になったこと、発見したことなど、何でもひと言ずつよろしくお願いします」と残していた。次いで、「嘔吐もしているのでチューブ抜去はNGですが、遊びもほしいですよね！！」と、“！！”を付け、発達のことについても投げかけるような、同意を求めるようにも感じられる表現の記録を加えた。

　数日すると、以前は単に「背筋強くなり、（肘関節）保護」とだけ記されていた内容が、「長袖の服の上にひじっこ（肘関節の可動域を保護するもの）を付け、袖側を折り返してひじっこより大きくしておいたら、日勤では手が抜けませんでした」といった具体的な状況を示す内容へと変化した。

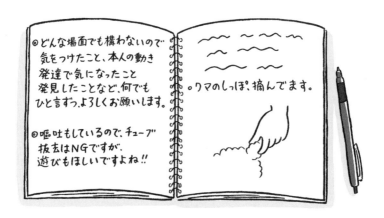

　あるいは、以前は単に「変化なし」「問題なし」とだけ記録に残されていたが、「日勤のままにしていました。本人は熱があって活気がなかったこともあり、入眠していたので点滴が抜けることはなかったです」など、具体的な状況、子どもの様子、その結果どうだったのかという情報が記録されるようになった。さらに、生活上での「クマのシッポ、摘んでいます」といった「ちょっとしたこと」、「魚の絵のタオルを丸めるとちょうどいい」という「生活の知恵」といった「わざ」情報の記録が増えていった。

　「クマのシッポ、摘んでいます」という以前は記録に残されなかったような情報を残したある若手看護師は、そのことについて、「なんでも残していいらしいし、記録されているから。まあ、（自分も）残しておこうかなと思って。さりげなく」と語っていた。そして、クマのシッポの情報をさりげなく記録することの緊張感は、「以前はあったけれど、今はない」と語った。明らかに記録に対するこの若手看護師の構えは、変化していた。

　看護記録の内容が状況を具体的に示す内容へと変化したことによって、次の勤務帯の看護師はそれを自分の実践に活用するようになった。また、自分の体験を新たに追加していくということが繰り返されていった。そして、看護記録が生き生きとしてくるにつれ、実際にも、裕也くんの遊びの時間は増え、同時に、ルートトラブルがなく安全に過ごすことができるようになっていった。さらに同時に、それぞれの固定のやり方に微細な留意点が付け加わり、その方法が改良されていく動きが出てきたのである。

最初の一歩を踏み出したときのことを、2人は次のように語った。

どうしようって思っていた。みんなから"なんとかしないと"と言われていたけれど、どうしていいかわからなくて……。プレッシャーで。記録に残してくださいって周りには言っていたから、情報もらえるかなって思っていたけど、あんまり情報もなくて。広田さんから、"その気持ちをそのままみんなに伝えたら？"って、記録にそう残したらいいって言ってもらって。あ、そういうことも残していいんだって思って。

（プライマリ　若手看護師）

（プライマリ看護師が）どう思っているのかわからなかった。でも、すっごく"なんとかしたい"、"いい方法ないか"って真剣に考えようとしていた気持ちが伝わった。その気持ちをほかのみんなにも知ってもらいたいって思った。これまでは自分も含めて、みんな、"何か考えてみて"って、プライマリだからって他人事のようにただ任せちゃっていたように思う。

（ベテラン看護師　広田さん）

　ただ「（記録に）何でも書いて」と言われただけの頃は、新人、若手、中堅看護師にかかわらず、すぐに思いのまま自由に記録を残した看護師はいなかった。また、記録をもとに開かれたカンファレンスでも、先輩が新人や若手に「自由に言って」と裕也くんの情報提供を求めても、誰も自由に意見を言わず、後に後輩はそのときのことを「なんとなく言いにくかった」と語っていた。カンファレンスの間、先輩は時折、素早く腕時計に目を落としたり、後輩が言葉を発すると、先輩同士で視線を合わせて顔をしかめたりしていた。後輩は、そうした先輩の素早く腕時計に目を落とす様子や、自分が発言したときの先輩同士の視線を合わせて顔をしかめる様子から、情報提供を求める言葉とは裏腹の関心の欠如やじれったさ、否定といった意味を受け取ったようであった。

　そのような中、看護師間で裕也くんの申し送り内容に変化が起きたきっかけは、プライマリ看護師から、看護記録へ自由に情報を残してほしいという要請が、記載例を交えて示されたからである。この記載例もまた、プライマリ看護師にとってはベテラン看護師の広田さんのお墨つきだったことで実施できた。「記

録されているから。まあ、（自分も）残しておこうかなと思って」と言う若手看護師がいたように、看護師が自由に記録できたのは、拙い表現を用いた「わざ」情報や、失敗例も含めた記載を、誰からもからかわれたり、批判されたりせず、記録に残してよいと暗黙のうちに認め合えたからであろう。

　つまり、看護記録の中では、看護師は内容を非難される心配がなく自由に表現できるということが保証されていた。その保証のもとで、裕也くんのカテーテルやルートの固定を共有の課題として認め合い、相互行為が生み出され、アイディアを共有しあい、実践のヒントを得ることができたと理解できるのである。

　後に、看護師はみんなで協力しあえたことでの達成感を得ていたが、その時々の場面では、「まあ、書いておこう」と、たいしたこととは思わないでやっていた。「わざ」の"伝達"は、自覚的にはその時々の、その場での一過性の行為にすぎないようなやりとりの中で行われていた。しかし、研究者が実際に現場を観察していると、看護師が自分の具体的な実践について、さりげなさを装って語ったり、たいしたこととは思わなくても書き留めたりすることの積み重ねの中で「わざ」に関する情報が伝えられ、それぞれの能力に応じて「わざ」が共同改良されていくようにみえる。このような大きなプロセスが、病棟の中に動いていると解釈できるのである。

VII

「わざ」の社会的学習

従来の看護教育においては、教える内容や方法が明確にされ、その中で知識を教授するという方法が一般的であった。それからみると、本書で示した実践では、教える内容や獲得する知識は明示することができず曖昧であった。また、看護師たちも、互いに"教える-学ぶ"過程を意識していたわけでもなかった。それどころか、看護師たちは「どうやっていいのかわからない」「どうしようもない」と感じていたり、「わざ」をもっているとみなされていた看護師でさえも「たいしたことはしていない」と言い、「伝える価値のあるもの」はもっていないと感じていたりした。

　ではいったい、「わざ」は何をもって、何が伝達されたとみることができるのだろうか。本章では、観察者（私）の視点からみた、「わざ」とは何か、そして、「わざ」を取り巻く実践についての議論を総括し、「わざ」の伝達過程について改めて考えていく。

1　「わざ」とは何か

■■■■ 1　実践に内在する行為──暗黙知

　看護の技術について池川[1]は、「科学的に実証された事実や手順のみを技術として見ていくのであれば、看護実践における技術の本質にふれることができない」、また「看護師の行為のなかにその本質が認められる」と述べ、看護実践に内在する知を実践知と呼んでいる。これは、看護師が科学的な方法としての技術を習得し、それを使って看護活動しているという見かた、つまり、外在する知を使って患者に援助するという見かたとは異なるものである。

　この病棟の看護師が「技術」と呼ぶものは、テキストを読めばわかるようなものであり、回数をこなせば獲得できると考えられているものであった。一方で、本書で注目している看護師が「わざ」と呼ぶ技術は、それとは異なるものであった。もちろん「わざ」には基本的な疾患の知識や手順についての知識が必要であるが、単なる技術でも、情報の集合の知識でも、どのように実施するかといった"やり方"でもない。「わざ」は、「この子がこうなる」「いつもと違う」といった子どもの日常生活の理解に支えられた総合的なもので、具体的な状況で実際

の動きを通して子どもを知って、子どもに合わせてどのように技術を生かすかを知り、それによって生まれる"行為"といえるものであった。

　"身体感覚"、"状況に埋め込まれている"という特徴が見出されたように、「わざ」は他の看護師のやり方を完全に模倣するというよりも、ある特定の状況で子どもの反応を見ながら自分の動きを加えていくようなもの、と理解することができる。そして、看護師と子どもは身体的に1つの状況を共有し、その状況という間において「わざ」が生まれている、とみることができる。その子どもとの身体を通じた相互交流の中に、技術の手がかりがあるのだ。つまり、「わざ」は固定化された外在する知、"もの"として存在するのではなく、池川のいうように、まさに行為の中に本質が認められる実践に内在する知[2]そのもの、とみることができる。

　また、経営学の領域での議論ではあるが、野中・竹内[3]はPolanyi[4]による明示された形式的な知（形式知）と、その残余概念としての言語化できない知（暗黙知[*1]）という概念を用いて、知識に関する議論を展開している。彼らによれば、形式知は明示的な方法や手順、論理的言語によって伝達できる知識であるのに対して、暗黙知は経験や五感から得られるもの、身体的な勘、コツと結びついた技能、熟練工や研究者の技能、経験的方法論など、組織にとって不可欠の強みとなる知識であり、言語化しがたいといった特徴をもつ。

　本書で示した「わざ」は、熟練者に閉ざされた技能を指すものではなかった。また、高度な「わざ」であっても、本人にとってはあえて聞かれない限り、意識されるものでもなかった。しかし、ある特定の状況において、周囲の看護師にとっては優れた方法とみなされるものであり、病棟の看護実践においては不可欠の強みとなるものであった。「わざ」は看護師が感じ取る運動感覚や触覚、イメージ、判断といったものに依拠しているため、見て模倣するだけでは正確につかめるものではなかった。そして、「わざ」は言語で明示することが難しかったのである。これらの特徴を暗黙知の特徴と照らしてみると、「わざ」は現場でのみ

❖1——Polanyi[21]は自転車に乗ったり白杖を使ったりしたときの人が体得している様々な技能を例にとり、人の認知活動を支える暗黙知について論じている。「我々は語ることができるより多くのことを知ることができる」という。

学ぶことが可能なもので、暗黙知の特徴を備えていると解釈できるのである。

■■■■ 2 「わざ」を生み出す手がかり

　看護師は「わざ」の詳細を言葉で明確に示すことはできなかった。それでも、看護師は「わざ」の言語化することが難しいタイミングや力加減を、メタファーやオノマトペ、絵図、実演、ストーリーを用いて表現しようとしていた。

　メタファーは、アリストテレスに始まる修辞学から現在の言語学においても、本来、「抽象的なものを具体的な特徴のもとに描き出す」[5]ために用いられるもので、言葉にならない不可視のものを、聞く者にありありと思い浮かべさせるという機能がある。メタファーによって、「聞き手は語り手のいざないに応じてひとつの世界創出に自分もまた立会う」[6]のである。確かに、看護師が道具を介した手先の感触について、「もう少しグミみたいな感じ」と描き出した(p.68参照)ことで感覚は具体化された。挿入時に、何か特別なものがあると相手へ推察させ、それを探そうとする行為を導くのに役立っていた。そして、そのグミのような感触が、傍らにいる2人の中に感応する形でまざまざと浮かび上がっていた。メタファーは行為のすべてを十分に反映するものではなかったが、行為を生み出す重要なポイントを示すイメージや感覚について共感をうながすのに役立っている。

　服部・東山[7]は認知言語学の視点から、看護師がメタファーやオノマトペを語る意味として、そこに暗黙的な知が隠されていること、医学的な状況だけではなく、患者の気持ちや看護師がとるべき行動を効果的に表象するのに用いているという。また生田[8]は、伝統芸道、武道のわざの教授過程では、比喩的表現を用いたその文化独特の「わざ言語」が介在しているとしている。この病棟の看護師は効果的に「わざ」を伝えようとして、意図してメタファーやオノマトペを用いていたわけではなかったが、その表現は医学的情報だけでなく、子どもと看護師との間で呼吸が合うような間合いを表現するときにも用いられていた。また、その表現には、この小児病棟の看護師文化に溶け込んでいる準専門用語も含まれた(p.69参照)。病棟の暗黙的な知が日常の中で意図せず表現されるからこそ、看護師文化に溶け込んでいる表現が意図せず利用されるのであろう。

それは生田[9]のいう、この病棟の文化特有の「わざ」を伝える「わざ」の言語というべきものとみることができるのかもしれない。

　絵図のような固定的表現は、手順や具体的なポイントとなる部位を指し示すのに役立つが、実際にやってみて、そこで感じたことをメタファーやオノマトペを援用して表現することによって、利用可能な「わざ」の実践的なヒントに洗練される。それにより、同じ能力をもっているわけではない看護師同士でも、それなりの理解を得ることが可能になっていた。

　実演してみせるときも、メタファーやオノマトペを用いて聞き手の感覚やイメージを喚起し、さらにこうすればどうなるか、このようなときはどうすればよいかという判断や根拠もストーリーを用いてクリエイティブに表現されることによって、わかりやすく納得のいくものとなっていた。

　こうして、子どもとの相互交流を通して1人の看護師の中に形づくられた「わざ」の、①身体の動きと感覚、②タイミング、③判断や根拠、の3つの側面（p.39参照）は、物語の力によって、それを見たり聞いたりした看護師の内部に運動感覚やイメージが喚起されることを通して、移し変えられている。まさに、身体の動きと感覚、タイミング、判断や根拠は、「わざ」を生み出し、他者へ伝える際の手がかりとなるスキルであったといえる。

　しかし、実際に伝達された「わざ」が具体的な場面で実践されるときには、他の看護師のやり方を完全に模倣し、再現するというよりも、子どもの反応を見て、感じ取りながら自分で編み出した動きを加えて、修正されたものになっていく。すなわち、それぞれの看護師によって「わざ」に関する物語は、状況に応じて書き換えられていくのである。その書き換えには、子どもと自分との身体を通じた相互交流がかかわっている。そして、看護師は実際に行為したときに体験した身体感覚を再びメタファーやオノマトペや絵図を用いて他の看護師に表現し、そのリアルな身体感覚を共有していくのであった。まさにこの性質こそ、「わざ」を間身体的である（p.11参照）とした所以である。

❖2──すでに述べたように、本書ではMerleau-Ponty[22]のいう間身体性の概念を根拠にしつつ、あくまで「わざ」が子どもと身体的に1つの状況を共有している中で成立することを理解するのに用いている。

2 実践に参加することの中で達成される学習

■■■■ 1 公式の場で語られない理由

❶専門知識という難題

　公式な教育で教えられるのは、ある意味正解のある一般的、普遍的知識や技術であるが、この病棟で看護師が必要としていたのは、今、そのときに必要な、個別的、特殊な知識や技術であり、唯一の正解というものがないものであった。また、この病棟では、先輩による技術指導の場面は、卓越した技術を伝える有用な機会だと考えられていたが、肝心の「わざ」は伝えられない、教えるものでもないと思われていた。では、「わざ」はどこで伝達されるのだろうか。

　これまでみてきたように、本書で示した「わざ」の伝達過程は、まず、看護師が技術に対して問題感覚と関心をもつことから始まる。その関心事を同僚と共有できると、看護師は自分のぶつかっている問題を具体的に表現し始め、実践するためのヒントを共有する。こうした他の看護師との"知識の共有"と、自分の"実践"をループ状に繰り返すことにより、伝達されていた。

　野中・竹内[10]は、組織における知識創造の過程は、暗黙知と形式知のどちらか一方向に変換するというものではなく、両者の変換が双方向にスパイラルに行われているものだという。そして、その両者の変換が双方向にスパイラルに行われることによって知識創造が起こり、知識の質・量が発展するというのである。その双方向のスパイラルは、本書で示した「わざ」の伝達過程にもみられている。とすれば、公式の場での知識の共有と自分の実践についてのクリエイティブな語りの繰り返しが、看護の質的・量的な発展につながっているはずであろう。

　ところが、この病棟の公式の伝達の場（申し送り、カンファレンス）では、「わざ」について論議されることはほとんどなく、その伝達に大きな役割を果たしているメタファーやアナロジー、オノマトペなども、あまり用いられていなかった。看護師は、メタファー、オノマトペや絵図などをもとに対話することが「わざ」にとって意味ある新しい語りを生み出していくとは気づいておらず、それを専門的ではない会話と一段低くみる傾向があった。おそらく、それらが日常的にはもっぱら子

どもとの会話で用いられるコミュニケーション形式であるために、幼稚な表現とみなされ、申し送りや看護記録などでは使用されにくいのであろう。また、形式知である生物医学的専門知識に比べて、主観的感覚に頼る「わざ」の暗黙知は専門的ではないと感じられているせいかもしれない。

❷「わざ」をめぐる語りの危険性

ここで、看護師集団の社会的関係がかかわってくる。というのも、非公式の場で「わざ」をめぐる語りを得るためには、他の看護師に質問できるかどうか、自分なりに行為してみるためにどれだけ時間をかけることが許されるか、そのとき道具が白衣のポケットの中やその場にそろっているか、優先的に必要な道具を使用できるか、といった様々な社会的要素が絡んでくるからである。それには、看護師集団の中で一人前のメンバーとして認められているかどうかが大きくものをいう。つまり、「わざ」の実践は、子どもとの相互関係のみならず、看護師関係、看護師と別の看護師がつくり出した子どもとの関係、そして病棟の看護に関する価値・規範などによっても規定される、優れた状況的な行為であるといえる。

看護師は研修期間を過ぎると基本的に1人で仕事をこなすことが求められ、できるだけ早い段階に一人前の看護師として認められることが期待されていた。一方、例えば嫌がる子どもへなんらかの行為を施し、機を見計らって自分なりにうまくいった感覚を得ようと試行錯誤していると、傍目にはもたもたと時間ばかりかかっているようにもみえてしまうのである。それは、小児病棟で期待される一人前の看護師の振る舞いとはみなされない危険性があった。

そのため、後輩は未熟であると思われないかが気になり、「わざ」について聞きにくく、実践しにくいのである。先輩も気遣って問いかけたくても、チェックしていると後輩に思われないかと逆に気を遣ってしまう。病棟ではもともと忙しく時間的余裕がないために、特に後輩は先輩に話しかけることを遠慮していたが、そのうえに信頼関係が築けないうちは自由に語り合うことができないのである。

■■■■ 2 「わざ」の伝達の場としての雑談

❶非公式なおしゃべりのもつ意味

　一見すると自由に語り合えない間柄であったとしても、それなりに語り合うために うまく活用されていたのが"雑談"であった。控え室や病室の一角で、いわゆる"雑談"として語られ、公式の場で語られるときも"雑談めかして"語られるのである。

　広辞苑（第7版）[11] によれば、雑談とはとりとめのない会話といった意味をもつ。本書における看護師間での非公式なおしゃべりもまた、看護師にとっては病棟の日常の中に埋め込まれ軽視されていたが、本書ではあえて看護師の見かたに沿った雑談という概念を用いて、日常のやりとりの意義を見出し、論じようとしたのである。そして、ここでは観察者としての見かたにより、その意味を理解し、分析していこうとしている。

　Wenger[12] は、組織を活性化させる会話の1つとして、雑談を取り上げ論じている。そこでは会議の本題に入る前に雑談を展開することが、会議の活性化につながるという。Wengerのいう雑談には、参加者が互いに抱えている問題を知り合うこと、会議で話し合おうとする内容を事前に自分たちの問題として近づけることに意義がある。それによって会話が広がり、会議が活性化され、グループにとって価値あるやりとりが促されるのだという。

　すでに述べたように、この病棟の看護師にとっての雑談という場は、単に物理的空間のことではなく、看護師が緊張しない関係性のもとで行われる相互行為の場であった。こうした場について、野中・紺野[13] は、「共有された文脈」と表現し、その場にいないとわからないような脈絡、状況、場面の次第、筋道などを共有する人々の関係性のある場が、知識共有や創造には重要であるとしている。信頼や協力的な作業のためのつながりは、会話によって生み出されるのである。

　まさに、この病棟の看護師の「わざ」にかかわる噂話やエピソードといった雑談でも、その場にいないとわからないような「わざ」の状況、場面が共有され、価値あるやりとりが促されていた。そこで何があったのか、具体的に何をしたのか、それをどのように感じたのか、あるいは、その結果、どうなったのかという

ストーリーを通して、お互いにとっての「わざ」の意味の発見や状況の理解、共感や反論といったその組織における知識の創造に欠くことのできない重要なプロセスが展開されているのである。

❷雑談という場の社会的つながり

Cohen & Prusak[14]は、会話やエピソードは価値観や行動、理解、目的が伝達され、そのどれもが集団を定義し、個人をその集団のメンバーにしていく文化的な共通のメッセージであると述べている。改めて、本書で示した雑談という場をみてみると、確かに看護師たちはその場に参加することを通して、その集団の目的を理解し、共通の目的をもつメンバーとしての社会的つながりを発展させている。

雑談という場は看護師にとって誰が何を知っているのか、自己の問いに答えてくれる信頼のおける人は誰かを知ることのできる場であり、そこで看護師関係のつながりを利用して、質問や指導をしていないように振る舞いながら、ヒントを与え、互いに承認することで励まし合い、自分の疑問を解決する場としていく。そこでは場の社会的つながりの強さを推し量りながら、各々の能力に応じて語り合うという相互行為を発展させていたのである。

休憩室での雑談への参加の度合いは、看護師関係の距離を示していた。入ったばかりの新人は発言をしないが、徐々に会話に加わっていく。雑談を通して看護師集団のメンバーとしてのつながりが生まれ、育まれていくのである。そこで生まれたつながりの中で「わざ」の話ができるようになり、話ができることでまた、つながりが育まれるという循環が起きていた。つまり、本書における看護師間での非公式なおしゃべりは、看護師にとっては"単なる雑談"でしかないものであっても、実は、看護師集団の中での「わざ」の伝達にとっても意味ある社会的つながりを生み出す重要な機会になっていると解釈できる[15, 16]。

とはいえ、互いに批判的な表現が多い会話では、つながりを育むことは難しい。特に、もともと自信のない新人は、先輩の非言語的な表現を概して否定的な意味にとらえる傾向があった。例えば、第Ⅵ章で示したように、後輩は、自由な発言を求められても、素早く腕時計に目を落とす先輩の様子や、自分が発言したときの先輩同士の視線を合わせて顔をしかめる様子を見逃さず、そ

こから自分に対する否定の意味を受け取って、発言できなくなってしまう(p.95参照)。雑談をする場があっても、病棟全体に信頼感がなければ自由な会話は生まれにくいのである。

3 病棟における実践コミュニティ

■■■ 1 技術と社会的相互行為

❶創造的な雑談の場でもたらされたこと

本書では、伝達の実例として"創造的な雑談"や"雑談的申し送り"という2つの事例を通して、雑談が成立しにくい条件のもとでもその雑談という"場"に特徴的な社会関係を準備できることで、「わざ」が伝達されることを例証してきた。弥生ちゃんの事例(p.89参照)では、いかに病棟全体として「わざ」を創造し、改良していくかが明らかになった。

"創造的な雑談"では、弥生ちゃんのケアを二人一組で行うシステムに変更したことで、社会的つながりが生み出され、活発な情報交換が行われるようになった。それによって、看護師個人の問題感覚や関心事について互いに知り合い、共感が生まれたことが、さらに相互交流を活発化させた。まさに問題の現場で互いの問題意識を共有しあい、互いの看護師の行為を実際に目にし、感じ取り、意見や感想をその場でフィードバックしあうということが可能になった。

また、1人では厄介なことも、2人で当たれば心強く、安心できた。それが自由な対話に発展する契機となり、そこで共有した知識を、さらに次の二人一組の機会を通して広めていくということが起こった。互いに承認しながら知識を共有し、実践して、それをさらに別の場面で別の人と共有していくことが、組織的な「わざ」の創造と共同しての改良につながったと解釈できるだろう。

そのことが逆に照らし出すのは、小児を対象として働く看護師たちの不安と恐れである。小児病棟では子どもから看護の言語的な評価が得られず、成長発達しているために変化も速く、看護師にとって自分の知らない状況、自分で判断できない状況も多かった。また、看護師自身、嫌がる子どもへ自分が痛い処置をしなければならないことで傷つき、やさしくあろうとする看護師としてのア

イデンティティの揺らぎを体験していた[17]。

　しかし、二人一組で安心と信頼の保証された、互いを認め合う看護師間の相互行為は、「わざ」を創造し向心させただけでなく、看護師同士の相互承認によって、看護師としてのアイデンティティを確かに感じられる体験となっていたとみることができる。そのことが、より優れた「わざ」を身につけようとする看護師の意欲と士気を全体としてよりいっそう高めていったと解釈できるのである。

❷能力以上の成果を上げる?

　技術と社会関係の関連については、コピー機の修理技術者たちの実践に関するOrr[18]の研究の中で述べられている。Orrによれば、機械の故障は、基本的に客と機械の相互交渉の問題であり、故障やトラブルは技術者と顧客、機械との間の社会的な相互作用によって立ち現れてくる。そのため、修理作業はマニュアルに従うのではなく、状況の中で行われるというのである。そこで修理作業に決定的な役割を果たすのが、会社内のどこでも必要な情報を提供してくれる非公式な技術者同士の交流である、とOrrはいう。技術者は自分の知らない故障の症状や修理方法などの新たな問題に取り組むための情報を、ランチタイムなどの様々な雑談の中で共有しあう。機械の診断は故障に関する語りによって達成され、一貫した説明が構成されるとき、修理技術者のコミュニティに共有の知識表層として流通し、利用される。そして、非公式な技術者同士の交流が技術者全体の技能を高め、自分のもつ技能以上の成果を上げることを可能にすると述べる。

　本書では看護師が互いに了解しながら知識を共有し、そして自分で実践してみて、またその結果を別の場面で別の人と共有していく姿を記述した。Orrが述べるように、ここでは同僚から「わざ」を習得していると思われているベテラン看護師であっても、看護師同士の交流を通して、さらにレベルアップしていくようであった。また、ベテラン看護師でなくとも、その看護師なりに自分のもつレベル以上の成果を上げているのである。つまり、看護の技術が相互学習されて、共同改良されていく。技術を取り巻く看護師間の相互行為とコミュニケーションが重ねられる環境の中において、「わざ」が生み出され伝達される可能性が開かれていたのである。

■■■■ 2 「わざ」の実践コミュニティ

❶実践コミュニティとしての雑談という"場"

　Wenger[19]は、組織における主体的な技能形成という考えによる実践コミュニティの育成の重要性を唱えている。これはLave & Wenger[20]が、徒弟制などにみられる学習理論を参加という活動によって繰り広げられる社会的過程であるという社会学的観点から改めて光を当てたものである。実践コミュニティという概念は、頭で考えた仕事のやり方ではなく、やってみて学んだ現場の状況的な実践をいかに組織的に共有し、活用するかという過程を通して生み出されたものである。

　これまで述べてきたように、この小児病棟の看護師も、やってみて学んだ状況的な実践を組織的に共有することに成功していた。それが雑談という場を通して行われていたのである。すなわち、看護師間の雑談という場を実践コミュニティという視点でみると、そこでの学習は明示的な固定化された知識を習得するわけでもなく、新人看護師に限られたものでもなかった。日々進行している状況にかかわる実践過程に看護師たちが共同参加することで、社会的な学びが展開されていたといえる。この知見は、これまで看護学において見過ごされてきた、技術を向上させる社会的文脈に注目することを促す。看護における状況的で明示できない卓越した技術の教育実践として、新たな可能性を開く一助になるのではないだろうか。

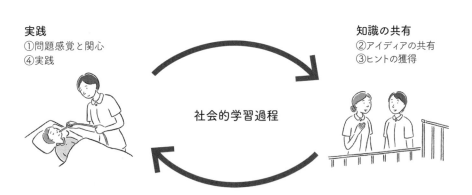

実践
①問題感覚と関心
④実践

知識の共有
②アイディアの共有
③ヒントの獲得

社会的学習過程

[図3]「わざ」の伝達過程

この進行している実践では、客観的指標や絶対的に目指すべき1つの目標が示されるのではなく、目指すものそのものが時間や状況とともに変化していく。本書で示したように、確かに看護師は「わざ」を目指し、また、「わざ」そのものが変化していた。こうしたコミュニティ内の成員の多様な関係を正当に扱おうとしているのが、実践コミュニティ[21]の重要な点である。本書での議論を通して、現場の看護師が「わざ」と語る、状況的な、卓越した技術を正当に扱うことの重要性も示されたのではないだろうか。

　以上より、本書ではこの雑談という場を通しての"知識の共有"と自分の"実践"の絶えざる更新によって組織全体のケアの質を高めていく一連の過程を、「わざ」の社会的学習過程であり、伝達過程として描き出した[図3]。看護師がそうした場に参加することそのものが状況づけられた学習であり、伝達過程の一部となっていくのである。

❷「わざ」の伝達に向けて

　ところで、この病棟では、看護師集団内の社会関係にうまくなじめない人がいた。その場合、その看護師だけが知らないことも出てきて、看護師としての日常の仕事に差し障りが出てくることもあった。実践コミュニティに参加するためには、例えば、その場の雰囲気を読む、隠れたヒエラルキー（人間関係）に気づく、伝統文化、価値観など、病棟内にある多様で重層的な情報を処理するといった社会的スキルが問われる。創造的な雑談が用いられたとしても、そうしたスキルが不足する場合、発揮しづらい立場の場合は、この病棟の看護師に必要とされる様々なスキルの獲得も妨げられることになる。その結果、辞めていくという事態が起きやすくなる可能性がある。

　こうした事態を予防するためにも、技術を向上させるためにも、病棟全体の対話の活性化やその雰囲気づくりが重要になってくる。そのためには、日々の申し送りやカンファレンスを実践コミュニティとして再編成していく発想が必要だろう。

　これまでの小児病棟における技術教育の先行研究では、ある特定の技術に焦点をあてて、その到達度をどのように評価するかという議論が主流であった。しかし、本書では、実践の場に参加する看護師が、新人も熟練者も混じった多様な関係の中で変化しながら生み出されていく技術の、それぞれの経験と能

力に応じた"目指すところ"を、正当に扱う必要性と意義を記述してきた。

「わざ」は従来の看護技術の段階的な熟練論とは異なり、社会的学習によって緩やかに階層的に中心に向かって漸次進化していくものであった。誰にとっても到達すべき確固とした卓越した技術というものが存在するわけではない。「わざ」は実践において立ち現れてくる相対的、かつ、状況依存的な関係的な概念である。「わざ」そのものが状況に埋め込まれ、社会的に共有されているものである以上、看護における技術教育と社会関係は切り離せないのであり、看護における人間関係の在りようの検討が迫られていると思えるのである。

❖3──ここでいう"中心"とは、あくまで、新人も熟練者も参加するコミュニティ内の多様な関係の中で変化しながら生み出される"目指すところ"である。コミュニティにおける参加の到達点として、一様な、一義的な中心として置くものではない。

〈引用文献〉

1）······池川清子：看護―生きられる世界の実践知, ゆみる出版, 1991.

2）······前掲書[1].

3）······野中郁次郎, 竹内弘高（梅本勝博 訳）：知識創造企業, 東洋経済新報社, 1996.

4）······Polanyi, M. : The Tacit Dimension, Routledge & Kegan Paul, 1966.
　　　マイケル・ポラニー（佐藤敬三 訳）：暗黙知の次元―言語から非言語へ, 紀伊國屋書店, 1980.

5）······Ricoeur, P. : La métaphore vive, Le Seuil, 1975.
　　　ポール・リクール（久米 博 訳）：生きた隠喩, p.40, 岩波現代選書, 1984.

6）······菅野盾樹：メタファーの記号論, p.299, 勁草書房, 1985.

7）······服部兼敏, 東山弥生：看護師がメタファーを語る意味―認知言語学の視点からテキストマイニングを用いて考える, 看護研究, 46（6）：588-606, 2013.

8）······生田久美子：「わざ」から知る, 東京大学出版会, 1987.

9）······前掲書[7].

10）···前掲書[3], p.91.

11）···新村 出 編：広辞苑 第7版, 岩波書店, 2018.

12）···Wenger, E. : Communities of Practice, Cambridge University Press, 1998.

13）···野中郁次郎, 紺野 登：知識経営のすすめ, p.161, 精興社, 1991.

14）···Cohen, D., Prusak, L.（沢崎冬日 訳）：人と人の「つながり」に投資する企業―ソーシャル・キャピタルが信頼を育む, ダイヤモンド社, 2003.

15）···前掲書[12].

16）···前掲書[14].

17）···川名るり：小児病棟の組織文化と看護実践―患者が子どもであることによる困難さ, 看護研究, 45（5）：492-504, 2012.

18）···Orr, J.E. : Talking about Machines, ILR Press an imprint of Cornell University Press, 1996.

19）···前掲書[12].

20）···Lave, J., Wenger, E. : Situated Learning : Legitimate Peripheral Participation, Cambridge University Press, 1991.
　　　J. レイヴ, E. ウェンガー（佐伯 胖 訳）：状況に埋め込まれた学習―正統的周辺参加, 産業図書, 1993.

21）···前掲書[12].

22）···Merleau-Ponty, M. : Signes, Gallimard, 1960.
　　　メルロー＝ポンティ（竹内芳郎ほか 訳）：シーニュ 2, みすず書房, 1970.

Appendix［付記］

ここには本書の元となった博士論文の研究方法に関する概略を収載しました。
博士論文全体の閲覧に関してはp.127をご覧ください。

Ⅰ 組織文化への接近

■■■■ 1 エスノグラフィー

　看護独自の「わざ」を言語化することは難しく、できたとしても、それを読んでも聞いても、すぐに実践できるようになるものでもない。さらに、「わざ」がどのように伝達されるのかという問いに取り組むには、そもそも「わざ」とは何か、看護師がどのように「わざ」を身につけていくのかという問いを明らかにすることが必要になる。習慣化された行為ほど無意識のうちに身につけていくことから、単純なインタビューなどでは、その過程をとらえることが難しい。そのため、研究者が看護の場に入り込み、日常的な細かいルールやその場にかかわる人々の行動様式、考え方などを学びながら、同時に、自分自身がそれらに対して感じることを大切にしつつ、観察していく調査方法が必要であると考えた。

　そこで、本研究の方法論として、エスノグラフィー^{※1}を選択することにした¹⁻³⁾。エスノグラフィーとは、フィールドワークのプロセスであり、その成果の記述である。また、エスノグラフィーにおけるフィールドワークとは、参与観察^{※2}と呼ばれる手法を代表とした調査方法であり、調査対象の人々の生活に密着し、行動と体験を共にする中で対象の文化を内側から理解し、分析する。公式のインタビューなどでは語られない、その文化の中で知らず知らずのうちに身につけているような知識や行動様式などを理解するのに有効な方法とされている。

　人類学者であるGeertzは、ある行為の意味を明らかにするには、現場で観察したことをフィールドノーツに書き留め、それを現地の生活の文脈にすえて理解し、解釈し、その結果を「厚い記述」^{※3}として書き上げるのだという⁴⁾。

　本書のもとになったフィールドワークでは、筆者は日勤帯だけでなく、夜勤帯にも研究者として参加する参与観察という手法をとった。そして、可能な限り看護師と行動や体験を共にしながら、看護師が病棟の日常の営為の中で語る「わざ」に注目し、それがどのように伝達されていくのかを観察した。そのとき看護師自身が「わざ」をどのように体験していたのかについて尋ね、観察者の観察や体験をフィードバックしながら、互いに気づきや感想を語り合い、それらを詳細にフィールドノーツに書き留めた。さらに次の機会には、お互いの考えや感想を再確認し、比較した。長期にわたるフィールドワークを通して、この作業を繰り返しながら、病棟の中で彼らが無意識のうちに身につけていく知識や行動様

式の理解を深めていった。

このようにして、本書ではフィールドワークの経験を通して学んだことの意味を明らかにするために、表面的な事実を記録するだけにならないよう、緻密に構造化させた「厚い記述」になることを目指した。

■■■■ 2　状況論的アプローチ

エスノグラフィーの方法を用いるとしても、「わざ」の伝達の過程をどのように描いていくかは様々な視点が考えられる。例えば、臨床の場での看護部や病棟の指導者主導の教育という視点から描く場合もあれば、学習者がどのように学ぶのかを描き出す場合などがある。

本書で提示する第3の視点は、「わざ」と呼ばれる新しい技術が伝わっていく過程には、それを用いる看護師たちのコミュニティの存在が不可欠であり、その過程が、「わざ」が確かに困難な状況としてとらえられた課題を乗り越えるために受け入れる価値のある新しい方法として、コミュニティに認知されていく過程でもあるという視点である。

このような特定の社会的状況の中で人の認知を扱う理論を状況論という。人類学者のLaveと認知科学者のWengerは、学習をいかに知識や技能を獲得するかという個人の内的な認知過程としてではなく、その実践への参加という活動によって繰り広げられる社

❖1──佐藤[2]は、エスノグラフィーという用語について次のように述べている。エスノグラフィーとは、①「民族誌」「調査モノグラフ」という調査の結果をまとめた報告書、②「民族誌的アプローチ」というフィールドワークという調査の方法、調査のプロセス、③「民族誌学」「記述民族学」という現地調査を通して詳しく記述した報告書をまとめ、基礎資料を提供する役割をもつ、という3つの意味があるという。現在では①②の意味で用いられること多いが、実際にはこの2つの意味は重なり合っているため、多くの場合、フィールドワークという方法を使って調べた研究であり、その調査の成果として書かれた報告書である、という2つの意味を含むとしている。

❖2──20世紀初頭、人類学者のMalinowskiにより人類学の中心的な調査技法として発展した。現在では、人類学、社会学をはじめ、看護学やその他様々な学問分野において用いられている。調査対象の人々の生活に密着し行動と体験を共にする中で、その人々の社会と文化を自分の目で内部者（emic）としての見かたによって直接観察し、また外部者（etic）としての見かたによって知り、理解し、分析する方法である[1]。

❖3──クリストファー・ギアーツはアメリカの人類学者である。著書『文化の解釈学』において、民族誌的記述として「厚い記述」を提示した。例えば、目配せという行動は目配せが行われた文脈を理解しなければ、愛情のしるしか、あなたの話がわかったという知らせか、目配せの行動の意味を知ることができないという。人の行動と行動のおかれた文脈を説明する「厚い記述」であることが重要であるとしている。

会的過程としてとらえる見かたを提唱している[5]。ここでは認知を個人の内部に閉じられたものではなく、社会的状況に開かれるものという考え方を基本としている。学習者が自分の周りの道具、社会関係をいかに活用しながら実践を組織化していくかという過程に焦点をあてる。

　本書では、Lave & Wengerの「実践の中での学習」という視座に依拠しつつ、小児病棟における「わざ」の伝達過程を病棟のコミュニティへの参加という視点からとらえ、看護師が状況との相互作用を通して「わざ」を学習し、伝達していくプロセスを描き出していこうと思う[※4]。こうした状況論的アプローチによって、看護学における新たな「わざ」の伝達過程についての考察を深められるのではないかと考える。

〈引用文献〉
1)　Emerson, R.M. et al. : Writing Ethnographic Fieldnotes, University of Chicago Press, 1995.
　　　R.M. エマーソンほか（佐藤郁哉ほか 訳）：方法としてのフィールドノート─現地取材から物語作成まで, 新曜社, 1998.
2)　佐藤郁哉：フィールドワーク─書を持って街へ出よう, 新曜社, 1992.
3)　佐藤郁哉：フィールドワークの技法─問いを育てる, 仮説をきたえる, 新曜社, 2002.
4)　Geertz, C. : The Interpretation of Cultures, Basic Books, 1973.
　　　C. ギアーツ（吉田禎吾ほか 訳）：文化の解釈学Ⅰ・Ⅱ, 岩波書店, 1987.
5)　Lave, J., Wenger, E. : Situated Learning : Legitimate Peripheral Participation, Cambridge University Press, 1991.
　　　J. レイヴ, E. ウェンガー（佐伯 胖 訳）：状況に埋め込まれた学習─正統的周辺参加, 産業図書, 1993.
6)　Morton-Cooper, A., Palmer, A. : Mentoring and Preceptorship : A Guide to Support Roles in Clinical Practice, Oxford: Blackwell Scientific Publications, 1993.
7)　Benner, P. : From Novice to Expert : Excellence and Power in Clinical Nursing Practice, Prentice Hall, 2001.

❖4　看護においても新人が病棟への社会化の過程を通して技術を習得していくことは、すでに指摘されてきた[6]。看護学者であるBenner[7]もまた、達人の卓越した看護行為に至るまでの行為は、規則という社会的な制約を受けていることに言及している。しかし、そこではそれ以上に詳細な検討はなされていない。あくまで知識や技術を習得するのは看護師個人の学習による成果であり、社会関係はそれに影響を与える存在として位置づけられている。技術習得における知識体系と社会関係が具体的な文脈において深く関係するということについては、看護学では体系化された議論として発展していないといえるだろう。

II　具体的な研究方法

■■■■ 1　フィールドの選定

　調査に協力していただいたフィールドはある総合病院の中の小児病棟である。この病院を選定した理由は、主に3つある。

　第一に、三交代制勤務の看護体制であったことにある。病棟での看護という仕事の特性として、看護師個人と患者との間の営みでもあり、協働が必要なチームとしての営みでもあること、また、交代する勤務体制で構成されていることがあげられる。本研究では、そうした協働実践の中での営みに注目することで、看護における「わざ」の伝達の特徴を描くことができると考えた。

　第二に、この病院が教育指定病院であり、看護部に教育部署が設置されていたことにある。看護部主導で組織的に構築された公式の技術教育(現任教育)と日常のパーソナルな営為としての学習の両方を含めて考察することが可能になると考えた。このことは、「わざ」の伝達過程を状況的な実践❖1)への参加、「わざ」の学習という観点で理解するうえで重要になる。

　第三に、この病院の小児病棟内では、乳幼児の入院の割合が多かったことにある。言語的にニーズを理解し、それが充足されているかを判断することが難しい乳幼児の看護場面で展開される「わざ」の特徴を、言語的に対応できる子どもへの看護と比較しながら浮き彫りにできると考えた。

■■■■ 2　フィールドへの依頼

　調査に協力していただける病院を探すのは、とても難しかった。その中でフィールドとなった病院は、知人の紹介で内々に問い合わせをした段階から、とても好意的に耳を貸してくれた。そして、窓口となってくれた副看護部長兼教育担当師長は、私の調査協力依頼を2つ返事で快諾してくださり、「この病院で存分に研究をしてほしい。私たちのために、そして、看護の発展のために還元してほしい」と言ってくださったのである。

> ❖1──ここでいう状況的な実践とは、知的営みが状況に埋め込まれていることを示しており、人・モノ・ことの関係性の中で知的営みがどのように組織化され意味づけられているかに関心を向けることである1)。

当時、この病院では看護部が組織的に看護研究を推進させようと取り組み出したところだった。「研究のための研究ではなく、看護の発展のための看護研究を」という言葉に、改めて私自身も身が引き締まる思いがしたことを覚えている。フィールドワークを無事に終えることができたこと、この成果をいずれ本にしたいという思いを持ち続けられたことは、この副看護部長との出会いがあったからこそ達成できたことだと確信している。

■■■ 3 フィールドへの入り方
❶看護師資格をもつ大学院生としての研究者の立場

参与観察における研究者は、固定した役割で対象とする社会の中に位置づけられるのではなく、参与者と観察者の間を揺れ動くといわれている[2]。私は事前に病院と病棟の管理職の方々と相談をして、看護師資格をもつ大学院生として病棟に入り、その日の担当看護師と共に日常の看護ケアにも参加させてもらうことになった。患者の急変時や危険が予測される状況下では、看護師として速やかに報告するとともに調査を中断し、看護の実践者という立場から一歩引いて観察者としての立場をとることを原則とした。

病棟に初めて入る際には、同時期に配置転換してきた看護師と共にスタッフに紹介してもらい、いっしょに一定期間のオリエンテーションを受けた。クラーク、看護助手オリエンテーションも体験することができたので、入退院手続きからベッド準備、ME機器の取り寄せと返却、タオルや吸引チューブの在庫補充や尿便器の洗浄など、この病棟の看護実践を成り立たせているこまごましたことを学ぶことができた。また、清掃員や看護助手の人数の少ない日の病棟事情も理解することができた。そうして平均週4日程度病棟に身をおきながら、数週間のオリエンテーションを終えた。

しかし、週4日出向いていても、自分の予定に合わせて通うスタイルでは、病棟の日常にある看護行為の継続性や効果をとらえることは難しかった。そこで、インフォーマント（情報提供者）となる特定のスタッフと同じ勤務帯に組み込まれる形で参加する方法を選択し、夜間帯も病棟に入ることにした。それにより、徐々に交代制勤務という日常や、その中での技術にかかわる看護師間の相互行為、看護行為の継続性や差異も包括的に学ぶことができるようになった。

また、こうした病棟スタッフとの日常的な時間の共有を通して、自分が得た印象や直感に基づき、さまざまな質問をぶつけられるようになり、病棟での道具の使い方や使われる用語に含まれる意味合いなどについてもいろいろと教えてもらった。本書で導き出された結論や推論は、このような日常的な接触に基づいている。

私が病棟へ溶け込む経緯は、具体的エピソードと共に詳細にフィールドノーツに記録した。自分と病棟スタッフがどのような関係にあるかを明らかにしておくことで、それがどのような関係や文脈のもとで得られたデータなのかがわかり、データの信憑性や解釈の妥当性を確保することができるからである。

❷小児看護の看護師としての立場

　エスノグラフィーにおいては、部外者である研究者がフィールドである組織特有の知識や行動様式を知るためには、外部と内部、その両方の見かたをもって比較検討していくことが鍵となる。部外者にとって経験したことのない事柄であるほど、理解できないことも多いが、何もかもが新鮮な経験となり、その分、素朴な疑問や質問がわいて出てくるといわれている[3]。

　しかし、私は小児看護の経験をもっており、たとえ初めての病棟であっても、まったく未知の世界というわけではない。自身が当たり前のように行ってきた看護行為であれば、些細な違いを見過ごしてしまうかもしれないし、どのようにそれが行われているのか、疑問すらもたないかもしれない。そのため私は、常に意識的に外部の視点をもって観察するように努めなくてはならなかった。また、組織の習慣や規範に対しても内省的に振り返りができるように努めた。小児看護学領域のゼミでの議論のほか、専門領域の異なる副指導教員や専門分野の異なる研究者と議論する機会をもてたことは、外部の視点を意識してデータを読み解くうえでの大きな助けとなった。そのようにして、フィールドへの参与とデータ分析を円環的に行った。

　もちろん、小児看護の看護師として実際の現場の空気感を感じながら、現場の様子を子細に観察し記述できること、実践家としての視点でみることができることは、最大のメリットでもあった。シーツ交換日には研究参加者である看護師と共にサークルベッドのベッドメイキングをこなし、ベッドサイドケアや処置場面にも参加しながら、時にケアについて共に悩んだり考えたりもした。ただし、病棟内で議論が分かれているようなときには、対立をあおるような発言はしないよう、また、自分がスタッフ間のメッセンジャーになるようなことがないように留意した。

　フィールドワークの強みは、自分の目で見て、耳で聞き、生の体験を元に現実をとらえることができることにある。看護師資格や小児看護の経験をもつことで、私がそうした現場の生の状況を共に生き、それによって子どもと看護師の間に生じる微妙な反応や変化をリアリティをもって理解することができたのではないかと思う。

■■■■ 4 聞き取り

　一般に、聞き取りの方法にはフォーマルインタビューとインフォーマルインタビューという2つの方法がある[4]。フォーマルインタビューと呼ばれる聞き取りは一問一答式の方法で、問いを構造化させて質問内容を決めたうえで質問する。一方、インフォーマルインタビューといわれる聞き取りは、質問を形通りに並べたようなリストもなければ、インタビュアーという役割で質問しているわけでもない。日常的な実践の中で折に触れて聞く方法である。

　フィールドの病棟は入退院が多かったため、スタッフはいつも忙しそうにみえた。そのため、インタビューは計画的に勤務時間外や空き時間を使って話を聞くフォーマルなスタイルは控え、ベッドサイドやロッカー室、職員食堂など病棟内外の至るところで、折に触れて互いの気づきや感想を投げかけ合うようなインフォーマルなスタイルで行った。その際、業務の妨げ、子どもやスタッフの不利益にならないように常に留意した。

　スタッフとの関係が築かれていくに従い、スタッフが目の前で多くの話をしてくれるようになったが、スタッフ同士が内緒の話をしているような場に居合わせたときや、筆者に秘密の話をしてくれるような会話の扱いには、慎重な配慮が必要だった。また、突然、目の前でメモに取るようなことはせず、研究データの一部としてメモをとらせてほしいと思ったときには、そのことを伝えて許可を得たうえで、メモをとるように努めた。

　聞き取りの基本姿勢として、「何をしゃべったか」ではなく、「どのようないきさつで、どのようにしゃべったか」という臨場感を高めて理解し、フィールドの雰囲気をなるべく生のまま、研究参加者が使う言い回しを記録することに努めた。そして、一人ひとりの行為の意味を、時間をかけてつなぎ合わせて理解することを大切にした。

　また、自由に発言してもらえるように心がけるとともに、特定の人間関係や立場からみた一面的なものにならないよう、どのような活動や人間関係とかかわった立場から生まれた語りなのか、また「観察者効果」[*2] [5]をできる限りとらえられるよう、聞き取りに対する反応も詳細に記述することに努めた。「なぜそうするのですか」という質問が、参加者にとって「指摘されている」「評価されている」と感じることにならないよう、常に教えてもらう姿勢をもつことを心がけた。

　プライバシー保護の観点から、記録上の登場人物はすべて仮名にしたが、内容から個人が特定されそうな場合には、本人に内容を確認してもらったうえで記録し、時に、ディテールを変えて記述した。

■■■■ 5　データ分析と記述

　データ分析では、データを系統立ててまとめ、フィールドワークの経験を通して学んだことについて意味を見出す作業を行った。

　しかし、この"意味を明らかにする"という作業は、実に膨大な時間を要するものであった。一つひとつの行為が埋め込まれている病棟内の社会的文脈を明らかにする必要があるため、出来事一つひとつについて、相違性と類似性を記述するとともに、新たな疑問を生成し検討することを、データ収集と同時並行に進めて繰り返さなければならないからである。そうすることで、ようやく1つの行為の意味が見え始める。

　質的研究においては分析方法の説明自体が困難であるといわれている[6]ように、手順を説明することは難しい。しかし、私が重視した点をまとめると、以下のとおりである。

　まず、若手看護師と教育担当者双方の立場からみた「わざ」と、それを取り巻く相互行為に着目した。そして、病棟組織の階層関係や相互関係を明確にするとともに、看護師は何をもって「わざ」を学ぶ、あるいは伝えるとみなすのか、状況との相互作用を通して「わざ」はどのように学習されるのかという問いに向かって関連性をコーディング、考察していった。

　1日の実践の流れについては、鳥瞰図を作成して病棟全体の流れを理解できるように努め、日常の実践がどのように組織化されているのかを描き出すことにした。疑問と見通し、データの肉づけと裏づけ、テーマとの関連で総括的考察を記述する作業を繰り返し、洗練させた[7]。

　フィールドワークの経験を通して学んだことの意味を見出すために、人類学者であるGeertzのいう[8]、表面的な事実を記録するだけにならないよう、緻密に構造化させた「厚い記述」になることを目指した。緻密な構造化のために、次の点に留意した。

　①現場の観察記録は、細部の描写を豊かに、かつ、現場の状況を鋭くとらえられるように心がけた。そのために、常に発言や行動の意味について考察し、記録に残した。

　②最初にもっていた問題関心と答えから、具体的な問いへと焦点化させて、問い直しと答えの導きを繰り返した。例えば、どう伝えるかという漠然とした問題関心から、徐々に単なる伝達の問題ではなく、新しいスキル[*3]の発見がある中で伝統的なスキルをどう変

❖2──フィールドワーカーの参加が対象者の言動に対して与える影響効果。

❖3──ここで言う「スキル」は「卓越した技術」と同義の優れた技術であるが、本研究における「卓越した技術」は、優れた技術であるという価値が定まることによって、看護師に「わざ」とみなされる。その意味で、この「スキル」はまだ価値づけが定まっていない段階にある、かつ、「わざ」に向かっている技術を指している。

えていくか、新しいスキルが実践において受け入れる価値のある正当なものとして取り込まれながら発展していくということを、問いの焦点化の過程において具体化していった。この問い直し、解釈、意味づけの繰り返しは、手元のデータが十分な裏づけとなりうるかを常に確認することにもなり、分析するうえで必要なデータを豊かにすることにつながった。

　③長期フィールドワークを通して得たデータを、どのような関係性の中で得られたデータなのか、常に省察しながら記述した。

　この一連の過程では、大学院生、指導教員、研究者からの助言を受けるとともに、ディスカッションを重ねた。データの解釈については、フィールドワーク中、適宜、研究参加者へ内容を確認するとともに、論文として書き上げた際、フィールドワークを許可してくださった副看護部長にも内容を確認していただいた。

　以上のように、これらはデータ分析だけでなく、データ収集のときにも心がけていた留意点であり、フィールドノーツの記述についてもいえるものである。つまり、エスノグラフィー全体において私が心がけてきたことである。

■■■ 6　倫理的配慮

　ここでは研究活動をするうえで行った、倫理的な手続きについて整理する。前述したように、まず、研究を開始するにあたっては、副看護部長兼教育担当師長の内諾をいただいた。その後、正式に病院への研究協力依頼を進めた。病院管理者と病棟師長へ文書と口頭で研究活動への理解と協力を求め、了解を得た。研究参加者へは文書と口頭で説明した後、個別に研究協力依頼を行い、理解と協力を求めた。研究への参加は自由であり、辞退による不利益はないこと、いつでも拒否の権利があること、看護を評価するものではないこと、プライバシーの保護策、公表可能性等について説明した。看護師からは同意書への署名によって承諾を得て、他のスタッフからは署名または口頭で承諾を得た。

　子どもと保護者へはケア参加への研究協力依頼と、ケア時の状況がデータとなりうること等を記載したポスターを病棟内に掲示するとともに、口頭で説明し承諾を得た。実際のケア参加時には再度説明と協力意思の確認を行い、書面で承諾を得た。幼児以上の子どもへは、保護者同席のもと、年齢に応じて同様の説明をして参加への同意を確認した。具体的には、「お勉強に来ている看護師の学生さん」と自己紹介した後、いっしょにケアへ参加することの了解を口頭で得た。ケア参加する際には「私は何でいるか知ってる?」と聞き、知っている場合には子どもに答えてもらい、知らないと答えた場合には再

度話した。

答えられない場合は、「いっしょにお身体拭きしてもいい？」と筆者のケア参加に対する思いを確認し、肯定的な反応があったときのみ参加した。その際も不安な表情や行動がみられないかなど、子どもの様子に留意した。

他の病院職員へは看護部を通じて研究の主旨を説明してもらい、必要に応じて筆者が口頭で説明した。希望する研究参加者には、研究結果を配布することを約束した。

フィールドワーク期間は長期にわたるため、期間中、病棟師長と2～3か月ごとに面接の機会を設けることを相談して決めた。そこでは看護師、家族をはじめとする、研究参加者の意見などを筆者へフィードバックしてもらい、適宜相談しながらフィールドワークを進めていった。

フィールドワーク当時、所属機関および施設には研究倫理審査委員会がまだ設置されていなかった。そこで、本書のもとになる調査は委員会が設置された後、論文公表前審査に諮り、承認を得ている。

看護師賠償責任保険への加入、補償内容の詳細は保険会社に確認後、病院側にも報告したうえで実施した。

〈引用文献〉
1）──太田礼穂：状況論からパフォーマンス心理学へ．香川秀太ほか：パフォーマンス心理学入門─共生と発達のアート，p.41-54，新曜社，2019.
2）──佐藤郁哉：フィールドワーク─書を持って街へ出よう，新曜社，1992.
3）──前掲書[2].
4）──前掲書[2].
5）──Emerson, R.M. et al. : Writing Ethnographic Fieldnotes, University of Chicago Press, 1995.
　　　R.M. エマーソンほか（佐藤郁哉ほか 訳）：方法としてのフィールドノート─現地取材から物語作成まで，新曜社，1998.
6）──Roper, J.M., Shapira, J. : Ethnography in Nursing Research, SAGA Publishing, 2000.
　　　J.M. ローパー，J. シャピラ（麻原きよみ，グレッグ美鈴 訳）：エスノグラフィー，日本看護協会出版会，2003.
7）──佐藤郁哉：フィールドワークの技法─問いを育てる，仮説をきたえる，新曜社，2002.
8）──Geertz, C. : The Interpretation of Cultures, Basic Books, 1973.
　　　C. ギアーツ（吉田禎吾ほか 訳）：文化の解釈学 I・II，岩波書店，1987.

あとがき

　本書は、看護学において、これまで学習とはみなされなかった日常的な相互行為の場に、教育実践という新たな見かたを提案したものである。本書の中心となる内容は10年以上前の調査に基づくもので、日々医療が進歩する中、現在の臨床現場の状況をそのまま現したものではないという限界をもつ。

　しかし、現在に至っても臨床現場に根ざした看護のエスノグラフィーは極めて少なく、状況依存的な看護独自の「わざ」の伝達は解明されていない。今回、先行研究を概観し直すとともに、その後の研究成果も踏まえて、言いたいことを再構成した。できる限り現場の様相を記述することによって、"臨床の場で学ぶ"という教育実践に、"臨床の場に参加することそのものが学びである"とする新たな展望を開く一助とすることができればと願っている。

　また、本書では雑談という、よくあること、当たり前の日常をテーマとして扱っていることを十分に意識したうえで、それがいかに意味ある日常なのか、根拠となるデータを提示し、議論の内容を読者に理解してもらえるよう努力した。看護師間の雑談という場にみられる信頼の保証、安心感、互いを認め合う相互行為により、看護の「わざ」が創造、拡大、交換されている。そして、本書は実践に参加する看護師が、若手もベテランもいる関係の中で変化しながら生まれる「わざ」の各々の経験と能力に応じた目指すところを、正当に扱う重要性を論じたのである。

◉ 謝辞

　本書の基礎となった博士課程での調査は、山路ふみ子専門看護教育研究助成基金のご支援を受けて行われました。ここに記して感謝の言葉をお伝え致します。

　そして、調査協力を承諾してくださった病院、病棟スタッフの皆様、お子様とそのご家族様にお礼を申し上げます。病院の副看護部長兼教育担当

師長には、完成した博士論文の全文にも目を通していただき、心温まるていねいな感想と励ましをいただきました。プライバシー保護の関係で皆様の名前をあげられず残念ですが、改めて調査へのご理解とご支援に心より感謝致します。

　本書を執筆するにあたり、数多くのすばらしい師とめぐり合うことができました。日本赤十字看護大学の筒井真優美名誉教授、武井麻子名誉教授をはじめとする多くの先生方、ならびに諸先輩の皆様に対し、厚くお礼を申し上げなければなりません。

　指導教員であった筒井真優美先生には、看護研究のノウハウ、課題に取り組む姿勢、研究者として必要なことを一からていねいに教えていただきました。また、博士後期課程修了後には、教育者として必要なことを存分に教えていただきました。副指導教員の武井麻子先生には、研究初期の段階から本書執筆の最終段階まで、常に私の研究を応援し励ましていただきました。本書における多くのアイディアは先生からいただいた助言によって導き出すことができました。先生の理論的で示唆に富むご指導の賜物であると感謝しています。先生方のご指導なくして、研究者であり教育者である今の自分はありえません。ここで改めて両先生に心より感謝致します。

　日本赤十字看護大学 守田美奈子学長、濱田悦子名誉教授、平澤美恵子名誉教授にいただいた教えは、この書籍の重要な一部を成しています。改めてお礼申し上げます。また、首都大学東京（現・東京都立大学）の西村ユミ教授には、十分に洗練されていなかった提出前の博士論文に目を通していただき、メルロ＝ポンティの身体論について貴重なご助言をいただきました。大変光栄なことであり、わかりやすくていねいにご教示くださったことに心より感謝しています。そして、国立民族学博物館の平井京之介教授には、人類学者の立場からフィールドワークの仕方、人類学的なものの見かたなど研究方法に関するご指導をいただきました。また、

まとまらないアイディアについて常に議論する機会を与えていただき、これが研究を進めるうえでの基盤となりました。実兄であるためにきちんとお礼を伝えられずにいましたが、改めて感謝の気持ちを表したいと思います。ほかにも多くの皆様にゼミや研究会などの様々な場で有益なコメントをいただきました。心より感謝申し上げます。

　何より、本書の出版がかなったのは日本看護協会出版会の金子あゆみ様のご支援があってのことです。私の博士論文の全文に目を通し、時が経った今もなお、世に出すことの価値を見出してくださいました。根気強く本書作成にお力添えいただいたことに心より感謝申し上げます。

　最後に、本書出版に至る作業をいつも温かく見守ってくれた夫に心から感謝致します。

川名 るり

執筆者紹介

川名るり（かわな・るり）

神奈川県立保健福祉大学 小児看護学 教授

2005年、日本赤十字看護大学大学院看護学研究科
博士後期課程修了（看護学）
日本赤十字社医療センター、日本赤十字看護大学准教授
などを経て、2020年より現職

大学を卒業後、大学病院の小児病棟で看護師として勤
務し、大学院を修了後、日本赤十字社医療センター小
児病棟で再び看護師として勤務。新卒、既卒の新人看
護師として様々な困難にぶつかるが、仲間との学び合い
を通して、1人で学んで得られる以上の学びを経験する。
その時々の経験は博士論文や現在の研究テーマとつな
がるものであり、現在は学習環境デザインをテーマにし
た看護研究に取り組んでいる。

シリーズ［看護の知］は、学術論文として言語化されたすぐれた看護の実践知を、
その分野の研究者だけでなく、現場で働く看護職や一般の人々など幅広い層の方に
手に取って読んでいただけるよう、読み物として再構成したものです。
本書の元となった学位論文・関連論文は下記から閲覧できます。

論文情報
平井るり
「小児病棟における乳幼児を対象とした技術の社会的学習過程：
　間身体性スキルに焦点を当てて」
2005年度 日本赤十字看護大学大学院博士論文
国立国会図書館書誌ID：000008028693

川名るり
「乳幼児との身体を通した熟練した技術の性質─小児病棟におけるエスノグラフィーから」
日本看護科学会誌, 29（1）:3-14, 2009
「小児病棟の組織文化と看護実践─患者が子どもであることによる困難さ」
看護研究, 45（5）:492-504, 2012

シリーズ〖看護の知〗

「わざ」を伝える

2020年7月1日　　第1版第1刷発行　〈検印省略〉

著者　　　　川名るり

発行　　　　株式会社 **日本看護協会出版会**
〒150-0001　東京都渋谷区神宮前5-8-2
日本看護協会ビル4階

〈注文・問合せ/書店窓口〉
[TEL] 0436-23-3271
[FAX] 0436-23-3272

〈編集〉
[TEL] 03-5319-7171
https://www.jnapc.co.jp

ブックデザイン　　鈴木一誌＋吉見友希＋仲村祐香
イラスト　　　　　田上千晶
印刷　　　　　　　壮光舎印刷株式会社